Monthly Book

Medical Rehabilitation

編集企画にあたって……

JN115557

　本邦の死因第一位は，1981年以降38年連続して悪性腫瘍（がん）であり，罹患数は高齢化の影響もあり増加の一途にある．がん統計によると，2019年のがん罹患数予測は101万人であり出生数91.8万人を超えている．まさに国民病ともいえるがんであるが，その診療を取り巻く状況は，この数十年で大きく様変わりしている．

　私が医学の道を業としようと志した1990年頃は，がん治療の効果はまだ限定的であったため「がん＝不治の病」との認識が一般的であり，臨床現場でも患者に対する病名告知すら十分に実施されていなかった．私自身の大学医学部入学試験の口頭試問でも ‘あなたはがん患者に対し病名の告知をしますか’ と問われたことを鮮明に記憶している．その後，官民一体となったがん検診の啓発活動や診断・治療の進歩により，早期がんであれば治癒可能ながん種が増え，全がんの5年生存率も約6割となるなど治療成績は向上してきている．そして，不治の病であった時代から「がんと共存する」時代へと移り変わることで，私達人類は，がんという病を通して『生きるとは何か，quality of life（QOL）とは何か』という，生存期間とは異なる視点での生命に関する重要な課題に真正面から向き合うようになっている．

　がんのような命を脅かす疾病に罹患すると，多くのヒトは心身に不調をきたし日常生活や社会生活に支障が生じる．あるいは，支障が生じるのではないかとの漠然とした不安におそわれることでQOLが低下しやすい．その度に，ヒトは立ち止まり，自分自身の状況を咀嚼し，その状況下での新たな目標を立て，価値観を転換しながらQOLの維持を試みる．しかしながら，著しい苦痛症状や機能障害，不安定な療養生活，社会生活活動の中断などが生じると，ヒトは希望を見失いQOLを維持することが困難となる．特に，疼痛や生活（排泄や移動・着替え・入浴など）の依存，絶望，抑うつ，支援体制はヒトの尊厳に影響を与える大きな要因といわれている．

　緩和医療は，患者と家族の抱える問題を多角的な視点でアセスメントし，対処することで苦痛・苦悩を軽減する．リハビリテーション診療は，患者の持つ力（強み）を探索し，引き出し，強化することで要望の実現をはかる．緩和医療とリハビリテーション診療は，困難な状況にあっても「病を治したい」と祈り，「最期まで自分でトイレに行きたい，食べたい，家族と話をしたい」と希望する患者と家族の想いに寄り添い，ヒトとしての尊厳を守ることに寄与する．そうすることで，患者が希望を見失わずにそのヒトらしく最期まで生き抜くことをサポートする．

　今回，緩和医療のなかでも本邦の疾病対策として重要課題に挙げられているがんにフォーカスし，患者と家族のより高いQOL実現に必要なリハビリテーション診療に関する知識とスキルを特集した．本誌が読者の皆様のお役に立てるのであれば幸甚である．

2020年3月
宮田知恵子

Key Words Index

Writers File

ライターズファイル（50音順）

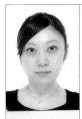

飯野由恵
（いいの よしえ）

| 2008年 | 国際医療福祉大学卒業 ㈱日立製作所 日立総合病院 |
| 2014年 | 慶應義塾大学大学院医学部医学研究科修士課程修了 国立がん研究センター東病院 |

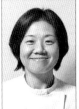

窪 優子
（くぼ ゆうこ）

2000年	国立呉病院附属リハビリテーション学院作業療法学科卒業 医療法人清風会五日市・廿日市記念病院
2002年	広島大学病院リハビリテーション部門
2008年	小児遺族会「いちご会」発足
2016年	広島大学病院リハビリテーション部門，副部門長
2018年	同病院「AYA世代がん部門」のコアメンバー

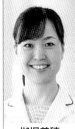
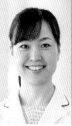
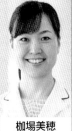

枷場美穂
（はさば みほ）

2002年	神戸女学院大学人間科学部人間科学科卒業
2004年	同大学大学院人間科学研究科博士前期課程修了（人間科学修士）
2005年	臨床心理士 心斎橋心理療法センター 関西医科大学精神神経科
2009年	静岡県立静岡がんセンター多職種がん専門レジデント，心理療法士
2011年	同センター緩和医療科，心理療法士（常勤スタッフ）
2019年	公認心理師

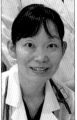

大森まいこ
（おおもり まいこ）

1999年	慶應義塾大学医学部卒業 同大学医学部リハビリテーション医学教室入局
2001年	同大学月が瀬リハビリテーションセンター
2003年	同大学医学部リハビリテーション医学教室
2005年	川崎市立川崎病院リハビリテーション科
2006年	慶應義塾大学医学部リハビリテーション医学教室
2017年	独立行政法人国立病院機構埼玉病院リハビリテーション科，医長

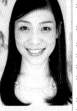
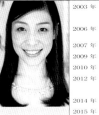

島﨑寛将
（しまざき ひろまさ）

2002年	河崎医療技術専門学校卒業 オリオノ和泉病院作業療法室
2005年	ベルランド総合病院作業療法室，リーダー
2009年	特別養護老人ホームベルファミリア（兼務）
2010年	ベル訪問看護ステーション（兼務）
2012年	ベルランド総合病院作業療法室，主任
2015年	大阪府済生会富田林病院リハビリテーション科，主任・技師長補佐
2016年	同，技師長
2017年	大阪国際がんセンターリハビリテーション科
2019年	医療法人社団秀壽会リハビリテーション部，部長
2020年	大阪府済生会富田林病院リハビリテーション科，技師長

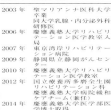

宮田知恵子
（みやた ちえこ）

2003年	聖マリアンナ医科大学卒業 同大学乳腺・内分泌外科研修医
2006年	慶應義塾大学リハビリテーション医学教室入局
2007年	東京湾岸リハビリテーション病院
2009年	静岡県立静岡がんセンター
2010年	慶應義塾大学リハビリテーション医学教室
2012年	国立療養所多磨全生園リハビリテーション科 慶應義塾大学病院緩和ケアチーム（兼任）
2014年	慶應義塾大学医学部医学博士号取得
2015年	国立病院機構東京医療センター緩和ケア内科
2017年	東京医療保健大学大学院，臨床教授
2020年	国立病院機構東京医療センターリハビリテーション科，医長（兼任）

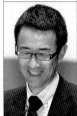

金子 健
（かねこ けん）

1989年	日本大学理工学部薬学科卒業 慶應義塾大学病院薬剤部，研修生 同，常勤職員
2007年	同緩和ケアチーム，担当薬剤師
2010年	同緩和ケアチーム，専任薬剤師
2013年	同緩和ケアセンター，専任薬剤師

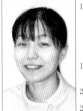

田尻寿子
（たじり ひさこ）

1989年	名古屋大学医療技術短期大学部作業療法学科卒業 作業療法士（取得） 慶應義塾大学月が瀬リハビリテーションセンター
1997年	湘南ふれあい学園茅ヶ崎リハビリテーション専門学校
2002年	静岡県立静岡がんセンター
2005年	北里大学大学院医療系研究科卒業
2020年	静岡県立静岡がんセンターリハビリテーション科，技師長

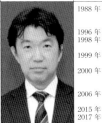

森岡秀夫
（もりおか ひでお）

1988年	山梨大学医学部卒業 慶應義塾大学医学部整形外科入局
1996年	同，助手
1998年	同大学医学部医学研究科より医学博士授与
1999年	ウィーン大学医学部整形外科
2000年	ハーバード大学医学部・マサチューセッツ総合病院整形外科
2006年	慶應義塾大学医学部整形外科，専任講師
2015年	同，准教授
2017年	国立病院機構東京医療センター整形外科，医長 東京医療保健大学大学院，臨床教授

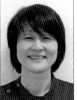

北原エリ子
（きたはら えりこ）

1989年	京都大学医療技術短期大学部理学療法学科卒業 医療法人大道会ボバース記念病院リハビリテーション部
1993年	九州工業大学情報工学部生物化学システム工学科卒業
1995年	同大学大学院情報工学専攻博士前期課程修了 国立精神神経センター武蔵病院理学診療科
1999年	順天堂大学医学部附属順天堂医院リハビリテーション室
2012年	同大学大学院医学研究科医学専攻博士課程修了
2018年	同大学医学部附属順天堂医院リハビリテーション室，係長

Contents

緩和ケアと QOL
―リハビリテーション医療現場でどうアプローチするか―

編集企画／東京医療センター医長　宮田知恵子

Monthly Book

MEDICAL REHABILITATION No.247/2020.4 目次

編集主幹／宮野佐年　水間正澄

読んでいただきたい文献紹介

　近年，がん患者に対するリハビリテーション診療に関して，ランダム化比較試験やメタ分析，系統的レビューなどの質の高い研究が数多く報告されつつあり，いくつかのガイドラインも発刊されている．発刊の年代別にみると，まず，2003 年に American Cancer Society (ACS) より，がん治療中・後の患者に対する栄養と運動療法に関するガイドライン[1]が公開 (2012年に改訂[2]) され，2010年には，American College of Sports Medicine (ACSM) から，がんサバイバーのための運動に関するガイドライン[3]が公開されている．続いて，2013 年には，日本リハビリテーション医学会/がんのリハビリテーションガイドライン策定委員会より，がんのリハビリテーションガイドライン[4]が公開された．これは，2019 年の6 月に，がんのリハビリテーション診療ガイドライン第 2 版[5]として改訂されている．これらのガイドラインは，より効果的で安全な治療を提供するために必要な知識の整理として欠かせない必読書である．特に，文献 5 は，原発巣・治療目的・病期別に最新のエビデンスが吟味された包括的なガイドラインとなっており，ぜひ参照していただきたい．また，文献 4 に準拠した実践法を詳しく解説した，がんのリハビリテーションベストプラクティス[6]は日常臨床上の問題を解決する一助となる．その他，疾患別にまとめられたガイドラインである骨転移診療ガイドライン[7]やリンパ浮腫診療ガイドライン[8]もご一読されることをお勧めする．

1) Brown JK, et al：American Cancer Society. Nutrition and physical activity during and after cancer treatment：an American Cancer Society guide for informed choices. *CA Cancer J Clin*, 53：268-291, 2003.
2) Rock CL, et al：Nutrition and physical activity guidelines for cancer survivors. *CA Cancer J Clin*, 62：243-274, 2012.
3) Schmitz KH, et al：American College of Sports Medicine roundtable on exercise guidelines for cancer survivors. *Med Sci Sorts Exerc*, 42：1409-1426, 2010.
4) 日本リハビリテーション医学会/がんのリハビリテーションガイドライン策定委員会 (編)：がんのリハビリテーションガイドライン, 第 1 版, 金原出版, 2013.
5) 日本リハビリテーション医学会/がんのリハビリテーション診療ガイドライン改訂委員会 (編)：がんのリハビリテーション診療ガイドライン, 第 2 版, 金原出版, 2019.
6) 日本がんリハビリテーション研究会 (編)：がんのリハビリテーションベストプラクティス, 金原出版, 2015.
7) 日本臨床腫瘍学会 (編)：骨転移診療ガイドライン, 南江堂, 2015.
8) 日本リンパ浮腫学会 (編)：リンパ浮腫診療ガイドライン 2018 年版, 金原出版, 2018.

（宮田知恵子）

MB Med Reha **No.247**：1-8, 2020

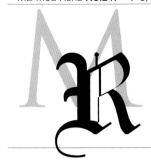

特集／緩和ケアと QOL
　―リハビリテーション医療現場でどうアプローチするか―

緩和ケアとがんのリハビリテーション診療

宮田知恵子*

Abstract　悪性腫瘍（がん）の治療成績は向上しつつあるが，依然として，生命を脅かす疾患として人々を悩ませている．我が国のがん対策において，がん患者の療養生活の維持向上は重要課題とされており，診断後早期からの緩和ケアと良質なリハビリテーションの重要性が高まっている．がん患者の苦痛は，多面的で複雑であるが，身体機能や活動の問題は，痛みや心の問題とともに，生活の質（QOL）を低下させる大きな要因である．がんのリハビリテーション診療は，診断後早期から終末期まで，患者の身体機能，苦痛を考慮し，病期に合わせた目標設定のもと，患者の強みを生かした訓練を提供することにより，患者とその家族の QOL を向上させるものである．がん患者に対するリハビリテーション治療は，緩和医療における非薬物療法として重要な役割を担っている．

Key words　生活の質（quality of life），緩和ケア（palliative care），全人的苦痛（total pain），がんのリハビリテーション診療ガイドライン（practice guidelines for cancer rehabilitation），進行がん（advanced cancer）

はじめに

　ヒトが生きていくうえで，生活の質（quality of life；QOL）は命と同様に重要である．では，QOL に影響を及ぼすものとは何か．世界的に広く用いられている健康関連 QOL 評価尺度の SF-36®（MOS Short-Form 36-Item Health Survey）の構成要素をみてみると，「身体機能」「日常役割機能（身体）」「体の痛み」「全体的健康感」「活力」「社会生活機能」「日常役割機能（精神）」「心の健康」の 8 つが挙げられており[1]，質調整生存年（quality-adjusted life year；QALY）の算出に用いられる健康関連 QOL 評価尺度である EQ-5D[2]の評価項目には，「移動の程度」「身の回りの管理」「ふだんの活動」「痛み/不快感」「不安/ふさぎ込み」の 5 項目が挙げられている．いずれも，身体機能，（日常生活）活動，痛み，心の問題が重要な要素とされている．

　疾病に罹患することで前述のような QOL に重要な要素が脅かされた後，疾病の治癒・軽快により QOL に支障をきたした問題も解決されることもあるが，疾病が重症であるほど解決困難なことが多い．QOL に影響を及ぼす問題の解決が困難な場合，あるいは，困難であることが予想される場合には，QOL を治療目標とする専門的なアプローチ＝緩和医療・リハビリテーション医療が重要となる．

我が国のがん医療における緩和医療とリハビリテーション治療

　悪性腫瘍（がん）は，1981 年から本邦の死亡原因の第 1 位となっており，政府は疾病対策上の最重要課題として，がん対策に取り組んでいる．2006 年に「がん対策基本法」，翌 2007 年に「がん対策推

* Chieko MIYATA，〒152-8902 東京都目黒区東が丘 2-5-1　独立行政法人国立病院機構東京医療センター緩和ケア内科，医長・リハビリテーション科，医長

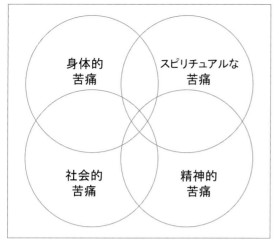

図 1. Total pain

がん性疼痛の重要な考え方として，「全人的痛み（total pain）」がある．

がん患者の多くは，身体的な痛みだけではなく，痛み以外の諸症状，精神的，社会的，また，スピリチュアルな苦痛を抱えており，それらが互いに影響し合っている．このことは決してがん患者だけに当てはまるものではないが，がん患者で特に強調されるのは，死に直面する経験が様々な苦悩を強め，ひいては痛みにも大きく影響するからである．

「患者の病気」に焦点を合わせるのではなく，患者を「病気を持った人」として捉える視点が重要で，そのため患者の苦痛を緩和するためには，全人的アプローチが必要とされる．

（文献 5 より引用改変）

進基本計画」が策定され，"すべてのがん患者およびその家族の苦痛の軽減ならびに療養生活の質の維持向上"が課題の 1 つとして掲げられると，課題解決に向け，がん患者リハビリテーションならびに緩和ケアが医療保険の診療報酬対象となり，厚生労働省委託事業の研修会が開始されるなど行政と医療が一体となった啓発活動が展開されてきた．2016 年には「がん対策基本法」が改定され，がん患者の療養生活の維持向上に関して，"がん患者の状況に応じて緩和ケアが診断のときから適切に提供されるようにすること""がん患者の状況に応じた良質なリハビリテーションの提供が確保されるようにすること"と明記された．その改定後，2017 年から開始された『第 3 期がん対策推進基本計画』では，全体目標の 1 つに"尊厳を持って安心して暮らせる社会の構築"が掲げられ，がんのリ

ハビリテーションとがんと診断されたときからの緩和ケアは，重点課題の 1 つとなった．我が国のがん対策において，リハビリテーション治療と緩和医療の重要性はさらに高まっている．

緩和ケアとがん患者の苦痛・苦悩

がんの診断，再発，積極的な抗がん治療中止などの人生を揺るがす悪いニュースは，患者とその家族に大きな心理的衝撃を与える．また，痛みなどの身体症状はつらく，日常生活や活動，社会的役割に支障をきたすこともある．緩和ケアは，「生命を脅かす疾患による問題に直面している患者とその家族に対して，痛みやその他の身体的問題，心理社会的問題，スピリチュアルな問題を早期に発見し，的確なアセスメントと対処（治療・処置）を行うことによって，苦しみを予防し，和らげることで QOL を改善するアプローチである（2002年）」と世界保健機構（WHO）により定義されている[3]．

また，苦悩とは，「命や生活の質を根底から脅かす，個人的に苦痛なこととして認識される嫌な体験」[4]と定義されているが，がん患者では，病期の進行とともに，より多面的で複雑なものとなる．緩和ケアでは，患者の苦痛を身体的苦痛といったある一面だけでなく，精神的・社会的・スピリチュアルな苦痛が互いに影響し合い形成されていることを理解し，それらを総体として捉える total pain という概念（**図 1**）[5]に則ってアセスメントし，治療計画を立案する．リハビリテーション医療では，1980 年に WHO により制定された国際障害分類（ICIDH）と，その発展版である国際生活機能分類（ICF）に基づいて患者の問題点を機能障害，活動制限，参加制約に分けて評価する考え方が定着しているが，患者を疾病や臓器中心で捉えるのではなく個人や社会的レベルにおいても評価するという点では，total pain の概念と共通するものがある．

1．身体的苦痛

代表的な身体的苦痛には疼痛があり，その有病

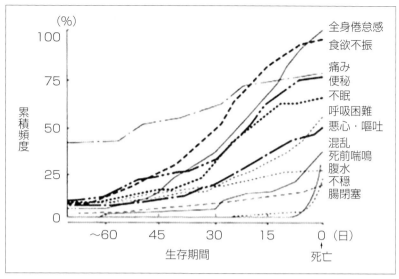

(%)

100

75

累積頻度

50

25

0

全身倦怠感
食欲不振
痛み
便秘
不眠
呼吸困難
悪心・嘔吐
混乱
死前喘鳴
腹水
不穏
腸閉塞

~60   45   30   15   0 （日）

生存期間   死亡

図2. 主要な身体症状出現からの生存期間

（文献7より引用）

率は病期とは関係なく，全体では53%，積極的が
ん治療中で59%，進行がん・転移を有する患者，
終末期患者では64%と報告されている[6]．また，
病状の進行に従い，様々な症状の出現頻度が上昇
する（**図2**）[7]．

2．精神的苦痛

がん患者の精神的苦痛，不安や抑うつを含む包
括的な概念として，distress（気持ちのつらさ）が
あり，「多要因の不快な感情体験であり，がんやそ
の症状・治療に向き合うための機能にかかわり得
る精神的・社会的・スピリチュアルな要素」と定義
されている．Distressが持続すると適応障害やう
つ病へ移行することがある．本邦の有病率調査結
果では，がん種や病期により異なるが，うつ病は
3~12%，適応障害は4~35%と報告されている[8]．

3．社会的苦痛

がんの療養中には，経済的な問題，就労・社会
復帰の問題，療養場所や介護などの問題，さらに，
それまで目を向けていなかった家族内の問題や人
間関係，遺産や相続の問題などに対峙しなければ
ならないことがある．

4．スピリチュアルな苦痛

耐え難い苦痛は，人間としての尊厳を損なわせ
る要因となる．さらに，死期が近づくと，自己の
価値に思いを巡らし，生きる意味と価値の根源的
な苦悩・苦痛を生む．Murataは，終末期がん患
者のスピリチュアルな苦痛を「自己の存在と意味
の消失から生じる苦痛」と定義している[9]．

がんのリハビリテーション診療

がんのリハビリテーション診療は，「がん治療
の一環としてリハビリテーション科医，リハビリ
テーション専門職により提供される医学的ケアで
あり，がん患者の身体的，認知的，心理的な障害
を診断・治療することで自立度を高め，QOLを向
上させるものである」と定義されている[10]．

がんのリハビリテーション診療は，疾患の治療
に並行して行われることが大半であり，治療に伴
う副作用や全身状態の変動も多く，臨機応変な対
応が必要である．また，訓練実施の際は，**図3**に
示すように，病状進行による機能予後予測と生命
予後の予測に基づいた個別的な目標設定を行うな
どの配慮が求められる．がん患者の身体機能評価
尺度には，がん治療現場で広く用いられるEast-
ern Cooperative Oncology Group（ECOG）Perfor-
mance Status[11]や，Karnofsky Performance Scale
（KPS）[12]，より詳細な評価が可能なCancer Func-
tional Assessment Set（cFAS）[13]などがあり，生
命予後予測尺度には，短期的予測のPalliative
Prognostic Index（PPI）[14]，中期的予測のPallia-
tive Prognosis Score（PaPスコア）[15]，骨転移患者
の予測として新片桐スコア[16]などがある．

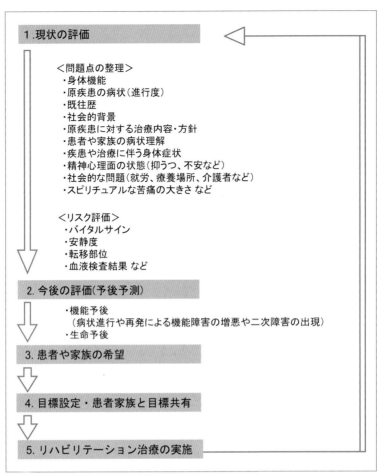

図 3. がん患者に対するリハビリテーション診療の流れ

がんのリハビリテーション診療は，病期により，①予防的，②回復的，③維持的，④緩和的と4段階に分けることができる[17]．①予防的リハビリテーションは，がんの診断を受けた治療開始前後の機能障害予防，②回復的リハビリテーションは，治療後に生じた機能障害や能力低下の回復，③維持的リハビリテーションは，がんの進行期に低下しつつある身体機能・日常生活動作（ADL）の維持，④緩和的リハビリテーションは，QOL維持を主な目的としている．

緩和ケアにおけるリハビリテーション治療の役割

緩和的リハビリテーションと緩和ケアは混同しやすいが同義でない．緩和的リハビリテーションは，いわゆる終末期といわれる段階へとがんが進行し，患者のdysmobilityが増悪する状態にありながら，できる限りQOLの高い生活が送れるよ

うに患者やその家族の希望を尊重し，支援するアプローチであり，mobility改善によるQOL向上を主眼とした他のリハビリテーションとは少し異なる性質を持つ．一方，緩和ケアは，終末期に限らず，生命を脅かす疾患による問題に直面している患者とその家族のQOLを改善するアプローチである．がんのリハビリテーション診療は，①予防的，②回復的，③維持的，④緩和的と病期に合わせて治療目的を変えながら，診断後早期から終末期まで緩和医療の1つの柱として患者の苦痛を予防し和らげる，非薬物療法として重要な役割を担っている．

がんの診断直後の患者は，今後に関する漠然とした不安を抱え，何をしたら良いか混乱することがある．予防的リハビリテーションは，「明確な短期目標・具体的な訓練内容・患者自身による能動的行動」により，がん治療に向き合うための機能

にかかわり得る distress の軽減に役立つ可能性がある．回復的リハビリテーションは，治療開始後の機能障害や能力低下などの身体的苦痛を直接的に軽減するほか，社会復帰の支援（社会的苦痛の軽減）も担う．進行がん・終末期がんに対するリハビリテーションは，維持的あるいは緩和的リハビリテーションに該当するが，この2つの病期が切り替わる明確な境界はない．がん治療に抵抗性を認めても，全身状態が落ち着いている場合には身体機能やADLの維持・改善を目的とした訓練が実施可能である．病状進行により**図2**[7]のように様々な症状が出現すると，症状緩和を目的とした治療ニーズが高まり，骨転移が出現した場合には，それを考慮した対応が求められる．そして，さらに生命予後が厳しくなると，心理支持的なアプローチの割合が増えていく．

進行がん・終末期がん患者に対する
リハビリテーション治療

QOL維持のための専門的緩和ケアのニードが高まる進行がん・終末期がん患者に対するリハビリテーション治療とそのエビデンスについて，がんのリハビリテーション診療ガイドライン第2版[18]を参考に概説する（**表1**）．

まず，運動療法に関しては，「根治治療対象外の進行がん患者に対しても，全身状態が安定している場合は，監督下での運動療法を行うことを提案する（グレード 2B）」と判定されており，生命予後が限られた進行がん患者においても，全身状態が安定している場合には，根治治療対象のがん患者と同様に，身体機能の改善を主目的とした運動療法を実施することにより身体機能やQOLの改善が期待できるとしている．また，「進行がん患者に対して，リハビリテーション専門職を含む多職種チーム医療・アプローチを行うことを提案する（グレード 2C）」とあり，チーム医療にリハビリテーション専門職が含まれることの重要性が示されている．

骨転移を有する進行がん患者に関しては，「骨転移により ADL や QOL が障害されている患者に対してリハビリテーション治療（運動療法）を行うことを提案する（グレード 2C）」と判定されている．ただし，臨床適応性として，'病的骨折や脊髄圧迫による麻痺などの有害事象のリスクを考慮してリハビリテーション治療を実施する必要がある．この判断のもと，高い専門性を持つ医師により訓練処方が行われる必要がある'と記載があるように，実施に際しては，有害事象のリスク評価が重要である．

緩和ケアが主体となる時期の進行がん患者に関しては，「疼痛や呼吸困難などの症状緩和を目的とした患者教育を行うことを提案する（グレード 2B）」と判定されており，患者教育を行うことで，運動機能，活動度，疼痛，倦怠感，呼吸困難，QOLに良い影響を与えることが報告されている．また，「病状の進行や苦痛症状に合わせた包括的リハビリテーション（身体機能やADL改善を目的とした訓練だけでなく，苦痛緩和目的のマッサージなどの徒手療法，あるいは，それらに呼吸排痰訓練などを組み合わせた）治療を行うことを提案する（グレード 2B）」とあり，包括的なリハビリテーションを行うと，身体機能の改善およびADLの維持に加え，疼痛，倦怠感，精神心理面，QOLを改善し，満足度も高いとされている．しかし，現時点では，緩和ケア病棟において『がん患者リハビリテーション料』の算定不可というコストの問題や在宅療養中の場合には地域におけるリハビリテーション専門職の充足度にばらつきがあるなどの問題がある．

運動療法の安全性

がん患者を対象としたリハビリテーションの安全性に関して，ガイドライン[18]上でも支持しており，重篤な有害事象は起こりにくいと考えられる．しかし，稀に有害事象が発生する場合があるため，がん患者におけるリハビリテーション中止基準（**表2**）[19]などを参考に実施することが望ましい．

表 1. 進行がん・終末期がんに関するリハビリテーション診療ガイドライン推奨グレード

CQ(clinical question)	推 奨	グレード	重大なアウトカムの結果	エビデンスの強さ
骨転移を有する患者に対して、病的骨折や脊髄圧迫による麻痺などのリスクを予測することは、行わない場合と比べて推奨されるか？	骨転移を有する患者に対して、病的骨折や脊髄圧迫による麻痺などのリスクを予測するための評価を行うことを推奨する。	1C	予測精度	C
骨転移により ADL や QOL が障害されている患者に対して、リハビリテーション治療（運動療法）を行うことは、行わない場合と比べて推奨されるか？	骨転移により ADL や QOL が障害されている患者に対して、リハビリテーション治療（運動療法）を行うことを提案する。	2C	機能予後の改善	C
			病的骨折や脊髄圧迫による麻痺の発生	C
骨転移を有し病的骨折や脊髄圧迫による麻痺の危険性がある患者に対して、装具を使用することは、使用しない場合に比べて推奨されるか？	骨転移を有し病的骨折や脊髄圧迫による麻痺の危険性がある患者に対して、装具を使用することを提案する。	2C	骨関連事象の抑制	C
			機能予後の改善	C
骨転移を有する患者に対して、リハビリテーションゴール設定のために生命予後の予測評価法を用いることは、用いない場合と比べて推奨されるか？	骨転移を有する患者に対して、リハビリテーションゴール設定のために生命予後の予測評価法を用いることを推奨する。	1C	予測精度	C
根治治療対象外の進行がん患者に対して、監督下での運動療法を行うことは、行わない場合と比べて推奨されるか？	根治治療対象外の進行がん患者に対して、全身状態が安定している場合、監督下での運動療法(supervised exercise)を行うことを提案する。	2B	身体機能の改善	A
			QOL の改善	B
緩和ケアを主体とする時期の進行がん患者に対して、病状や苦痛症状に合わせた包括的リハビリテーション治療*を行うことは、行わない場合に比べて推奨されるか？	緩和ケアを主体とする時期の進行がん患者に対して、病状の進行や苦痛症状に合わせた包括的リハビリテーション治療を行うことを提案する。	2B	身体機能の改善	B
			ADL の維持	B
			疼痛の改善	B
			倦怠感の改善	B
			精神心理面の改善	B
			QOL の改善	B
			満足度	B
*身体機能や ADL 改善を目的とした訓練に加え、苦痛症状に合わせたマッサージやモビライゼーションなどの徒手療法、あるいは、それらに呼吸排痰などを組み合わせてリハビリテーション治療。				
緩和ケアを主体とする時期の進行がん患者に対して、疼痛や呼吸困難などの症状緩和を目的とした患者教育を行うことは、行わない場合に比べて推奨されるか？	緩和ケアを主体とする時期の進行がん患者に対して、疼痛や呼吸困難などの症状緩和を目的とした患者教育を行うことを提案する。	2B	運動機能	B
			活動度	B
			疼痛の改善	B
			倦怠感の軽減	B
			呼吸困難の軽減	A
			QOL の改善	B
疼痛（内臓痛を除く）を有するがん患者に対して、疼痛緩和を目的とした経皮的電気神経刺激(TENS)を行うことは、行わない場合に比べて推奨されるか？	疼痛（内臓痛を除く）を有するがん患者に対して、疼痛緩和を目的とした経皮的電気神経刺激(TENS)を行うことを提案する。	2C	疼痛緩和	C
緩和ケアを主体とする時期の進行がん患者に対して、症状緩和を目的としたマッサージを行うことは、行わない場合に比べて推奨されるか？	緩和ケアを主体とする時期の進行がん患者に対して、症状緩和を目的としたマッサージを行うことを提案する。	2C	疼痛の緩和	C
			精神心理面の改善	C
進行がん患者に対して、リハビリテーション専門職を含む多職種チーム医療・アプローチを行うことは、行わない場合と比べて推奨されるか？	進行がん患者に対して、リハビリテーション専門職を含む多職種チーム医療・アプローチを行うことを提案する。	2C	呼吸困難の軽減	B
			Well-being の改善	C
			QOL の改善	C
			精神心理面の改善	C

（文献 18 より引用）

グレード：推奨の強さ×エビデンスの確実性（強さ）
推奨の強さ：1. 強く推奨する、2. 弱く推奨する（提案する）。エビデンスの確実性（強さ）：A. 強、B. 中、C. 弱、D. とても弱い

表 2. がん患者におけるリハビリテーション診療の中止基準

> 1．血液所見：ヘモグロビン 7.5 g/dl 以下，血小板 50,000/μl 以下，白血球 3,000/μl 以下
> 2．骨皮質の 50%以上の浸潤，骨中心部に向かう骨びらん，大腿骨の 3 cm 以上の病変などを有する長管骨の転移所見
> 3．有腔内臓，血管，脊髄の圧迫
> 4．疼痛，呼吸困難，運動制限を伴う胸膜，心囊，腹膜，後腹膜への浸出液貯留
> 5．中枢神経系の機能低下，意識障害，頭蓋内圧亢進
> 6．低・高カリウム血症，低ナトリウム血症，低・高カルシウム血症
> 7．起立性低血圧，160/100 mmHg 以上の高血圧
> 8．110/分以上の頻脈，心室性不整脈

（文献 19 より引用）

おわりに

　がん患者に対するリハビリテーション治療は，特に進行がん・終末期がんを対象とした場合，ガイドラインでは強い推奨に至らないものが多いが，患者背景が多様，盲検化が困難，長期的介入効果の検証が困難などの要因により質の高い研究が少ないといった背景がある．緩和医療の 1 つの柱となる重要な治療であるため，今後のさらなる検証に期待したい．

文　献

1) Fukuhara S, et al：Translation, adaptation, and validation of the SF-36 Health Survey for use in Japan. *J Clin Epidemiol*, **51**：1037-1044, 1998.

2) 池田俊也ほか：日本語版 EQ-5D-5L におけるスコアリング法の開発．保健医療科，**64**(1)：47-55, 2015.

3) World Health Organization. National cancer control programmes：policies and managerial guidelines, 2nd ed, World Health Organization, 2002.

4) Cherny NI, et al：Suffering in the advanced cancer patient：a definition and taxonomy. *J Palliat Care*, **10**(2)：57-70, 1994.

5) Saunders C：Care of the dying-1：the problem of euthanasia. *Nursing Times*, **72**(26)：1003-1005, 1976.

6) Van den Beuken-van Everdingen MH, et al：Prevalence of patients with cancer：a systematic review of the past 40 years. *Ann Oncol*, **18**：1437-1449, 2007.

7) 恒藤　暁：最新緩和医療学．p19, 最新医学社, 1999.

8) 竹内麻理：不安・抑うつ．日本緩和医療学会(編)，専門家をめざす人のための緩和医療学改訂第 2 版，pp. 224-225, 南江堂, 2019.

9) Murata H：Spiritual pain and its care in patients with terminal cancer：construction of a conceptual framework by philosophical approach. *Palliat Support Care*, **1**(1)：15-21, 2003.

10) 辻　哲也：がんに対するリハビリテーション医療の意義．日本リハビリテーション医学会(監修)，リハビリテーション医学・医療コアテキスト，pp. 248-251, 医学書院, 2018.
Summary　リハビリテーション医学・医療に関する基本的事項がまとめられている．日本リハビリテーション医学会専門医を目指す医師の必読書．

11) Zubrod CG, et al：Appraisal of methods for the study of chemotherapy of cancer in man：Comparative therapeutic trial of nitrogen mustard and triethylene thiophosphoramide. *J Chron Dis*, **11**：7-33, 1960.

12) Karnofsky DA, et al：The use of nitrogen mustards in the palliative treatment of cancer. *Cancer*, **1**：634-656, 1948.

13) Miyata C, et al：Cancer Functional Assessment Set：a new tool for functional evaluation in cancer. *Am J Phys Med Rehabil*, **93**(8)：656-664, 2014.
Summary　がん患者の身体機能評価尺度で詳細な評価が可能．簡便であり計測に特別な道具も不要．信頼性妥当性も検証されている．

14) Morita T, et al：The Palliative Prognostic Index：a scoring system for survival prediction of terminally ill cancer patients. *Support Care Cancer*, **7**：128-133, 1999.

15) Maltoni M, et al：Successful validation of the palliative prognostic score in terminally ill cancer patients. Italian Multicenter Study Group on Palliative Care. *J Pain Symptom Manage*, **17**：240-247, 1999.

16) Katagiri H, et al：New prognostic factors and scoring system for patients with skeletal metastasis. *Cancer Med*. **3**(5)：1359-1367, 2014.

17) Dietz JH：Rehabilitation of the cancer patient. *Med Clin North Am*, **53**：607-624, 1969.

18) 日本リハビリテーション医学会がんのリハビリテーションガイドライン策定委員会(編)：がんのリハビリテーション診療ガイドライン第2版, 金原出版, 2019.
Summary がんのリハビリテーション診療に関する診療上の問題点が, 原発巣・治療目的・病期別に10領域に分け検証されている.

19) Gerber LH, et al：Rehabilitation for patients with cancer diagnoses. DeLisa JA, et al(eds), Rehabilitation medicine：Principles and practice, 3rd ed, pp. 1293-1317, Lippincott-Raven Publishers, 1998.

MB Med Reha **No.247**：**9-20**, 2020

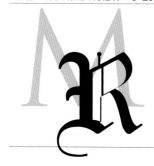

特集／緩和ケアと QOL
　―リハビリテーション医療現場でどうアプローチするか―

知っておきたい：がん性疼痛のアセスメント
と薬物療法の基本

金子　健*

　Abstract　　がん患者は痛みを抱えることにより日常生活に支障をきたし，quality of life(QOL)は維持できずに低下する．また，リハビリテーションを実施する際にも痛みがあるために思うように行うことができずに患者の身体機能や QOL の低下が起こる.
　そのため，がん患者を痛みから解放することは優先事項であり，苦痛がないことによりリハビリテーションが継続的に実施され，身体機能を維持・向上させることができる．そして，患者自身が，本来の自分らしい日常生活を送ることが可能となる.
　本稿では，第一線でがん治療やリハビリテーションに携わっている医師だけでなく，理学療法士，作業療法士などのスタッフの方々の明日からのがん疼痛治療の一助となるように，がん患者の痛みを考えるうえで必要な痛みの特徴，評価方法や WHO 方式がん疼痛治療についてわかりやすく概説した．また，がん疼痛治療に欠かせない薬剤である非オピオイド鎮痛薬やオピオイド鎮痛薬の特徴，動態や留意点などをまとめた.

　Key words　　がん疼痛(cancer pain)，痛みの評価(pain assessment)，WHO 方式がん疼痛治療法(WHO cancer pain treatment)，非オピオイド鎮痛薬(non opioid analgesics)，オピオイド鎮痛薬(opioid analgesics)

痛　み

　痛みは，組織の損傷，あるいは損傷を引き起こす可能性，またはそのような障害の際に表現される不快な感覚や情動体験と定義されている．そのため，痛みは感じている本人にしかわからず，感じ方は千差万別で訴え方も様々である．さらに，聞き手により得られる情報にも差があり評価が難しい．したがって，痛みの知識に基づいて，意図的に聞いていくことが重要であり，特にリハビリテーションを行う際には痛みの包括的なアセスメントを行うことが大事な一歩となる.

全人的痛み(total pain)(図1)

　がん患者の多くは，身体的な痛みだけではなく，精神的，社会的，また，スピリチュアルな苦痛を抱えており，それらが互いに影響し合っている．「患者の病気」に焦点を合わせるのではなく，患者を「病気を持った人」として捉える視点が重要で，患者の苦痛を緩和するためには，全人的アプローチが必要である.

痛みの評価方法[1]

　痛みの神経学的分類や発生メカニズムを理解したうえで，痛みのパターン，強さや性質などから適切に痛みを評価することが重要である(表1).

1．痛みの性質と強さ

1)痛みの部位(限局的・全体的，一か所・複数か所など)

　ボディーチャートの使用や自身の体を指しながら，痛みの部位を確認する．尋ねるだけでなく，痛みの部位を見て，触れて，感覚の変化，圧痛・

---

*　Ken KANEKO，〒160-8582 東京都新宿区信濃町35　慶應義塾大学病院薬剤部／緩和ケアセンター,専任薬剤師

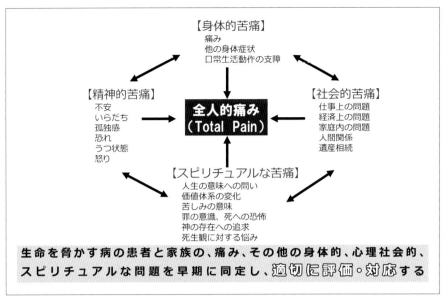

図 1. 全人的痛み（total pain）
（恒藤　暁：最新緩和医療学．p.7，最新医学社，1999．より引用改変）

表 1. 痛みの病態別分類

	侵害受容性疼痛		神経障害性疼痛
	体性痛	内臓痛	
疼痛刺激	・切る，刺す，叩くなどの機械的刺激 ・炎症などの化学的刺激	・管腔臓器の内圧の上昇 ・臓器皮膜の急激な進展 ・肝臓や腎臓，膵臓などの局所や周囲の炎症	・中枢神経，末梢神経の圧迫や断裂など
例	・骨転移，皮膚転移に伴う痛み ・術後早期の創部痛 ・筋膜や骨格筋の炎症に伴う痛み　など	・がん浸潤による消化管の通過障害 ・肝臓の腫瘍破裂など急激な皮膜進展　など	・脊椎転移の硬膜外浸潤，脊髄圧迫 ・化学療法，放射線療法後の神経障害 ・パンコースト肺腫瘍による腕神経叢障害など
痛みの特徴	・損傷部位に痛みが限局し圧痛を伴う ・疼くような鋭い拍動する痛み ・体動時の鋭い痛み	・局在が不明瞭 ・深く絞られるような痛み，押されるような痛み	・障害神経支配領域の痺れを伴う痛み ・刺激に依存しない自発痛（灼けるような持続痛やビーンと走るような電撃痛など） ・刺激に誘発される痛み（痛覚過敏やアロディニア*）
随伴症状	・頭蓋骨，脊椎転移は病巣から離れた部位への痛みの放散を伴う	・悪心・嘔吐や発汗などを伴うことがある ・関連痛（病巣から離れた痛み）を認める	・感覚低下，知覚異常，運動障害などを伴う
治療における特徴	・非オピオイドおよびオピオイド鎮痛薬が有効 ・突出痛に対するレスキュー薬の使用が重要	・非オピオイドおよびオピオイド鎮痛薬が有効 ・消化管の通過障害による痛みには限定的	・難治性の痛みのため，鎮痛薬のみでは効果が乏しい場合には，鎮痛補助薬の併用を検討

*アロディニア（allodynia）：通常では痛みを起こさない刺激（「触る」など）によって引き起こされる痛み.
　　（冨安志郎：「がん」と「痛み」の関係 がんの痛みのメカニズム. 薬局，58(11)：2865-2867，2007．を引用改変）

腫脹の有無，組織の硬さなどを確認する.

2）痛みの始まりと経時的変化（いつから，頻度，間欠的・持続的，時間経過に痛みの変化など）

持続痛（安静時も含めて 1 日中ずっと痛い）か，突出痛（何かの拍子または突然に一過性に痛みが出現する）か，またはその両方かを確認する. 持続時間や発作的な痛みの変化は，鎮痛効果，痛みの程度の指標となる. 痛みのパターンを知ることは，生活上や鎮痛薬投与時間の工夫につながる.

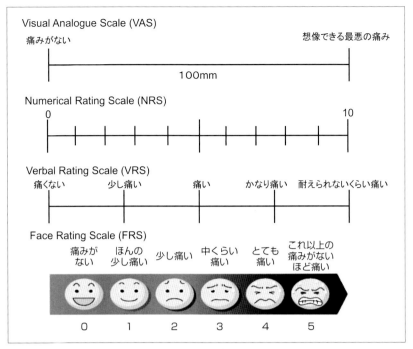

図 2. 痛みの評価スケール

3）痛みの性質（どんな感じの痛みかなど）

言葉で表現するのは難しいこともあるので，いくつか例を挙げる．無理に当てはめる必要はなく，患者の言葉で表現してもらう．痛みの性質により痛みの種類・原因・薬の効果が予測できる．

特徴的な表現として，

・体性痛→「ズキッ」「うずくような」

・内臓痛→「鈍い」「重い」「ひきつるような」

・神経障害性疼痛→「ビリビリする」「しびれるような」「電気が走る」

4）痛みの強さ

最大時の痛みの強さだけでなく，最小時の痛みの強さも確認する．患者が表現しにくい場合は，目安を説明する．患者の理解度などに合わせて，患者が表現しやすいスケールを選択し，そのスケールを継続して使用する．

スケールを使用する理由を患者や家族に説明することが重要である．

a）痛みの評価スケール（図 2）

（1）**Visual Analogue Scale（VAS）**：100 mm のスケールを患者に見せて，現在の痛みがどの程度かを指し示す視覚的なスケール．以前の痛みの強さを評価しても同じ地点を示すことが難しく再

現性が乏しいため，認知機能が低下している患者には使用が困難である．

（2）**Numerical Rating Scale（NRS）**：痛みの強さの範囲を 0〜10 までの 11 段階に分けて，現在の痛みがどの程度かを指し示す段階的スケール．痛みの強さを自己評価できる患者が対象となる．

（3）**Verbal Rating Scale（VRS）**：痛みの強さを表す言葉を並べ順位付けをして答えてもらう段階的スケール．認知機能が低下した患者でも使用可能である．患者は回答や評価をしやすい反面，詳細な評価が難しい．

（4）**Face Rating Scale（FRS）**：患者の表情によって痛みの強さを判定する方法．主に，高齢者や小児に使用されるが，顔の表情を用いて評価しているため痛み以外の様々な要因が影響することがある．

（5）**その他**：ペインスケールの変化だけに頼らずに多角的な視点から痛みを評価する．

例）・痛みの部位，持続時間の変化

・「楽になった」という言葉

・表情の変化

・痛みを示す行動・姿勢・態度の変化

・痛みのためにそれまでできなかったこと

ができる（目標の達成）など

客観的に評価するにはペインスケールの使用だけでなく，そのときの状況により他の方法でも可能である．

5）痛みの影響因子（増強因子，緩和因子，痛みと関連する他の症状など）

痛みは様々な因子で影響を受ける．痛みが強くなる因子や痛みが和らぐ因子を尋ねることで，痛みの増強因子を避け，緩和因子を活かしたケアの工夫につなげることができる．

6）今までの治療

鎮痛薬の種類，投与方法だけでなく効果や副作用を確認する．処方薬だけでなく市販薬についても確認する．

7）生活への影響（身体機能，社会機能，日常生活，精神状態への影響など）

痛みにより日常生活がどの程度の影響を受けているか確認することが痛み評価の指標になる．治療やケアの評価をしていくうえでも日常生活への影響とその受け止めを把握しておくことが重要である．

2．痛みの原因を診断するために必要な身体所見，画像検査

視診により皮膚転移や帯状疱疹などの痛みを調べる．四肢のリンパ浮腫，筋力低下や左右の対称性などを評価する．画像検査は全身状態や病態の把握だけでなく，痛みの評価にも重要である．

3．心理，社会およびスピリチュアルなアセスメント

鎮痛薬や病状，痛みに対する患者の認識を把握する．疼痛治療やオピオイドに対する誤解や不安，信念に配慮した患者教育が必要である．患者が痛みを我慢しないで訴えることができるような良好なコミュニケーションが大切である．

4．疼痛コントロール目標

患者の目標と医療者側の目標が一致していないと，除痛ができても患者の満足が十分に得られない場合がある．そのため，痛みのアセスメントを行った後は，痛み治療の目標について患者と合意

する必要がある．

がん疼痛治療の基本

1．WHO方式がん疼痛治療法（表2，図3）

WHO（世界保健機関）が「WHO方式がん疼痛治療法」を普及させるために，1986年に「がんの痛みから解放」の第1版を出版し，1996年，2018年に改訂した．この治療法を実践することで，70～90％の患者で効果的に痛みの軽減が得られることが明らかになっている[2]．

5つの原則（「鎮痛薬の投与方法」と「鎮痛薬の選択」）が示されていたが，2018年の改訂では，鎮痛薬投与方法の4原則，「経口的に」，「時間を決めて規則正しく」，「投与量は個々の患者に合わせて」，「そのうえで細かい配慮」と鎮痛薬の選択の原則「痛みの強さに応じた鎮痛薬の選択」に分け，薬剤の選択だけでなく投与方法も重要であることをわかりやすく提示している[3]．

鎮痛薬の種類

1．非オピオイド鎮痛薬
1）概　要

非オピオイド鎮痛薬には，アセトアミノフェン（APAP）と非ステロイド性消炎鎮痛薬（NSAIDs）がある．WHO方式がん疼痛治療法での三段階除痛ラダーでは，第一段階に位置付けられる．

オピオイド鎮痛薬と作用機序が異なるため，必要に応じて第二段階および第三段階においても併用する．

2）アセトアミノフェン（APAP）

抗炎症作用は非常に弱い．消化管，腎機能，血小板機能に対する影響は少ないと考えられ，これらの問題でNSAIDsが使用しにくい場合にも用いることができる[4]．

作用機序は，視床下部の体温中枢に作用し，熱放散を増大させ解熱作用を示し，解熱鎮痛作用はサリチル酸類と同様に中枢性で，体水分の移動と末梢血管の拡張とが相まって起こる発汗を伴う解熱と，視床と大脳皮質の痛覚閾値を上昇させるこ

表 2. WHO 方式　鎮痛薬の投与方法

1) **経口的に（By mouth）**
可能な限り，経口投与で行う．

2) **時間を決めて規則正しく（By the clock）**
適正な決まった時間に投与し，痛みが取れるまで段階的に増量する．
薬の効果がなくなる前に次の投与を行う．

3) **投与量は個々の患者に合わせて（For the individual）**
患者個々の痛みのマネジメントは，上記の 2 項目とともに痛みの種類，痛みの部位，最適な治療の決定について，注意深く評価を行う．適切な投与量とは，患者の痛みを患者自身が許容できるレベルまで緩和できる用量のことである．

4) **そのうえで細かい配慮を（With attention to detail）**
患者やその家族の方に，服薬指導（鎮痛薬の名前，服用方法，注意点や保管方法など），鎮痛薬の副作用対策の必要性や予防方法などをわかりやすく説明し書面などを渡す．また，患者の心の状態への配慮も必要である．

（WHO GUIDELINES FOR THE PHARMACOLOGICAL AND RADIOTHERAPEUTIC MANAGEMENT OF CANCER PAIN IN ADULTS AND ADOLESCENTS : 5. CANCER PAIN MANAGEMENT-GUIDING PRINCIPLES, p21-24, 2018 より引用改変）〔https://www.who.int/ncds/management/palliative-care/cancer-pain-guidelines/en/〕

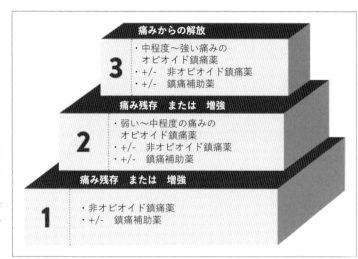

図 3.
WHO 方式三段階除痛ラダー
WHO 方式三段階除痛ラダーの概念は，痛みのアセスメント，痛みの強さに応じた適切な痛みの管理の必要性を示している．
（〔https://www.who.int/ncds/management/palliative-care/Infographic-cancer-pain-lowres.pdf〕より引用改変）

とによる鎮痛と考えられている．

本邦における以前の承認用量は海外に比べて少なく，疼痛管理においては十分な効果を発揮していなかった．2011 年に承認用量が海外と同様になり，1 回量，1 日量で十分量を使うことで鎮痛効果が期待できるようになった．

筆者は肝機能や体重などを考慮するが，初回投与量を 600～800 mg/回，1 日 4 回を目安としている．ただし，内服の場合には，患者の内服負担を考慮する必要がある．

炭水化物を多く含む食事とともに服用すると，炭水化物と複合体を形成し，吸収量は変わらないものの APAP の初期吸収速度が減少するため，早い効果発現を期待する場合には空腹時に投与する[*1]．

アルコール常飲者は Cytochrome P450（CYP）2E1 が誘導されており，体内のグルタチオン濃度も低下していることから肝障害が発症しやすく注意が必要である．また，絶食や低栄養の場合も同様にグルタチオン濃度が低いと考えられ，APAP 服用中には注意が必要である[5]．

3）非ステロイド性消炎鎮痛薬（NSAIDs）

NSAIDs は，プロスタグランジン（PG）の合成酵素であるシクロオキシゲナーゼ（COX）を阻害することにより，消炎作用や解熱鎮痛作用を発現する．COX-1 は生体の恒常性維持や腎血流維持，胃粘膜保護などの作用に関与し，COX-2 は痛みや浮腫などの症状に関与する PG を合成する．

[*1] メモ　添付文章には「空腹時の投与は避けさせることが望ましい」と記載されている．

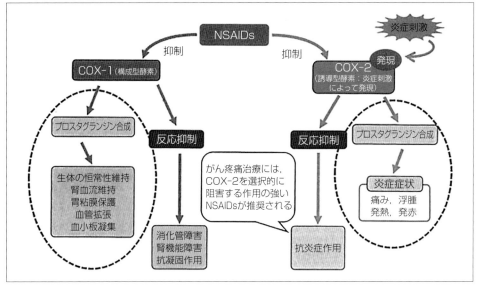

図 4. NSAIDs の作用点および COX-1，COX-2 の薬理作用
（金子　健：第6章がん疼痛と薬物療法 3-2 非オピオイド鎮痛薬，日本臨床腫瘍薬学会（編），
臨床腫瘍薬学，p.798，じほう，2019．より引用）

COX-1 の作用が強く抑制されると，生体の恒常性を維持する機能が障害されて，消化管障害や腎機能障害などが発現しやすくなる．そのため，NSAIDs の長期投与が事前に予想される場合には，COX-2 を選択的に阻害する NSAIDs を使用する（**図4**）．

　a）湿布剤：NSAIDs 含有の湿布剤にはパップ剤とテープ剤があるが，用途などにより使い分けることで，より効果的に湿布剤を使用することができる．

　(1) パップ剤の特徴[6]

・水分を含有しており冷却効果がある

・剥がれやすい

・腰背部などの広く動きの少ない部位に適している

・保護効果がある

・かぶれにくい

　(2) テープ剤の特徴[6]

・冷たくなく，臭わない

・剥がれにくい

・目立たない

・肘，膝や関節など動きの激しい部位に適している

・接触性皮膚炎などの皮膚障害に注意が必要で

ある

　2．オピオイド鎮痛薬

　1）概　要

　オピオイド（opioid）とは，麻薬性鎮痛薬やその関連合成鎮痛薬などのアルカロイドおよびモルヒネ様活性を有する内因性または合成ペプチド類の総称である[4]．医療用麻薬（麻薬性鎮痛薬），麻薬拮抗性鎮痛薬や麻薬及び向精神薬取締法で規制を受けていないトラマドールやエプタゾシンなどをオピオイド鎮痛薬と呼ぶ[7]．オピオイド受容体には μ，δ，κ の3種類の存在が認められ，μ 受容体には μ1 と μ2 受容体サブタイプが存在する．オピオイドの鎮痛作用は，主に μ 受容体を介して作用する（**図5**）．各オピオイド鎮痛薬の受容体に対する結合親和性は**表3**，特徴などについては**表4，5**を参照．

　2）モルヒネ

・豊富な使用経験があり，多くのガイドラインなどで第一選択として推奨されている．

・経口製剤（速放製剤，徐放製剤），坐剤，注射剤と多くの剤形がある．

・経口製剤には，錠剤，散剤，カプセル剤や水剤などの剤形が豊富に揃っている．患者の病態や状況に合わせて投与経路，剤形を選択できる．

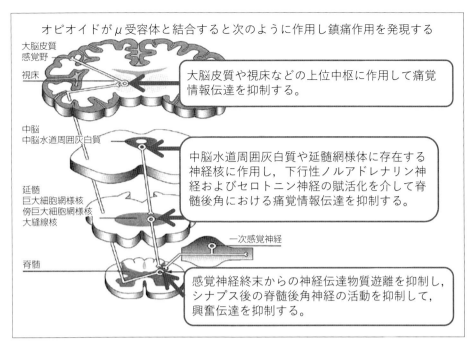

図 5. オピオイド鎮痛薬の鎮痛作用発現機序

（南　雅文：オピオイド，pp. 20-32，克誠堂出版，2005. を参考に作成）

表 3. オピオイド受容体の結合親和性

受容体	μ 受容体		δ 受容体	κ 受容体
	μ1	μ2		
主な発現作用	鎮痛，縮瞳，多幸感，悪心・嘔吐，尿閉，掻痒感，除脈	鎮痛，鎮静，身体依存，呼吸抑制，消化管運動抑制	鎮痛，鎮静，縮瞳，呼吸抑制，消化管運動抑制，悪心・嘔吐，鎮咳，利尿，うつ，幻覚，離人感，気分不快	鎮痛，鎮静，身体依存，呼吸抑制，悪心・嘔吐
薬理作用の強さ — 鎮痛作用	++		+	++
鎮静作用	++		+	++
消化管運動抑制	++		+	+
呼吸抑制	+		－	+
咳嗽反射抑制	+		－（悪化）	+
情動性	+		+	－（嫌悪感）
除脈	+		－（頻脈）	+
利尿作用	－（抗利尿）		－	+
主な発現部位	大脳皮質，線条体，視床，視床下部，中脳，橋-延髄（青斑核，孤束核），脊髄，一次感覚神経など		大脳皮質，線条体，側坐核，中脳など	線条体，側坐核，視床，視床下部，中脳，橋-延髄（青斑核，孤束核）脊髄など
オピオイド製剤の結合親和性 — モルヒネ	+++			+
フェンタニル	+++（μ1＞μ2）			
オキシコドン	+++			
ヒドロモルフォン	+++			+
タペンタドール	+			
メサドン	+++			
コデイン	+			
トラマドール	＋*			

＊：トラマドール自体に結合性はなく，代謝物が部分作動薬として作用する

（金子　健：第 6 章がん疼痛と薬物療法 3-3 オピオイド鎮痛薬．日本臨床腫瘍薬学会（編），臨床腫瘍薬学，p. 801，じほう，2019. より引用改変）

表 4. オピオイド鎮痛薬の特徴

オピオイド鎮痛薬	蛋白結合率[*1]	バイオアベイラビリティ[*2]	代謝部位	腎排泄率（尿中未変化体）	主な代謝経路	代謝物（鎮痛活性の有無）
モルヒネ	約 35%	22.4%	肝臓	約 8〜10%	グルクロン酸抱合	モルヒネ-6-グルクロニド（有）
						モルヒネ-3-グルクロニド[*3]
フェンタニル	舌下錠約 50%バッカル錠約 65%	約 90%	肝臓	約 10%	CYP3A4	ノルフェンタニル（無）
オキシコドン	約 45%	約 60%	肝臓	約 5.5〜19%	CYP3A4	ノルオキシコドン（無）
					CYP2D6	オキシモルフォン（有）
ヒドロモルフォン	24〜30%	24%	肝臓	約 3%	グルクロン酸抱合	ヒドロモルフォン-3-グルクロニド[*3]
タペンタドール	約 20%	約 32%	肝臓	約 3%	グルクロン酸抱合	タペンタドール O-グルクロニド（無）
メサドン	89.4%	約 85%	肝臓	約 21%	CYP3A4,CYP2B6	EDDP（無）
コデイン	54.5%	53%	肝臓	約 3〜16%	CYP2D6	モルヒネ（有）
トラマドール	約 20%	約 68%	肝臓	約 30%	CYP2D6	O-デスメチルトラマドール（有）
					CYP3A4	N-デスメチルトラマドール（無）

[*1]: 血液中の薬物は，一部は血液中の蛋白と結合しており，残りは蛋白と結合せずに遊離した状態で存在し，この遊離した薬物が作用を発揮する．血液中の蛋白と結合している比率を蛋白結合率という．

[*2]: 体に投与された薬物のうち，どれだけの量が全身に循環するのかを示す指標．生物学的利用能ともいわれる．薬物が静脈内に直接投与される場合，バイオアベイラビリティは 100% になる．経口投与された薬物は，消化管からの吸収効率，肝臓や消化管での代謝（初回通過効果）の影響を受けるために，循環血液中にすべてが到達するわけではない．

[*3]: 鎮痛活性はないが神経毒性を有するとの報告あり

CYP：（シトクロム P450：Cytochrome P450）

（日本緩和医療学会緩和医療ガイドライン作成委員会（編）：がん疼痛の薬物療法に関するガイドライン 2014 年版，p. 52，金原出版，2014．各インタビューフォームおよび添付文書を参考に作成）

また，徐放製剤には細粒（モルペス®）もあり，錠剤やカプセル剤が飲めない患者に有用であり，さらに経管投与（8 Fr 以上のチューブ）も可能である．

・がん患者の呼吸困難には，モルヒネの全身投与が第一選択となる[8]．

・腎機能が低下している場合には，活性代謝物[*2]の蓄積による副作用が起こりやすい．

3）フェンタニル

・貼付剤は，血中濃度が安定するまでに時間がかかるためにタイトレーション（至適投与量の設定）には不向きである．

・合成オピオイドで，μ受容体に対する親和性が高く，また，脂溶性が高いため脳内に速やかに移行する．

・モルヒネと比べて便秘のリスクが低く，消化管閉塞などで蠕動運動の低下を避けたいときには有効である．

・腎障害時や透析時にも使用可能である．

4）オキシコドン

・経口投与ではバイオアベイラビリティが高いため，モルヒネの 1.5〜2 倍の鎮痛効果がある．しかし，注射薬で鎮痛力価を比べると，モルヒネを 1 とすると 0.75 となる[9]．

・乱用防止を目的とした徐放製剤（オキシコンチン® TR 錠）は，食後投与した場合，空腹時投与と比べて血中濃度が高くなる．食後投与の場合には，副作用の発現に注意する．また，服用は食事のタイミング（食後または空腹時）が一定になるようにすることが望ましい．

・呼吸困難を有するがん患者に対して，モルヒ

*[*2] メモ 活性代謝物：投与された薬物が体内で代謝を受けることにより化学構造が変化し，薬理作用が現れる物質．

表 5. 主なオピオイド鎮痛薬一覧表

商品名 / 一般名	経口製剤		外用剤	注射剤
	速放製剤	徐放製剤		
モルヒネ	モルヒネ塩酸塩錠 モルヒネ塩酸塩原末 オプソ内服液	MS コンチン錠(1日2回投与) カディアンカプセル(1日2回投与) パシーフカプセル(1日1回投与) モルペス細粒(1日1回投与)	アンペック坐剤	モルヒネ塩酸塩 アンペック(1%・4%製剤) プレペノン[※1]
フェンタニル	アブストラル舌下錠 イーフェンバッカル錠[※2]	―	フェントステープ(1日製剤) デュロテップMTパッチ(3日製剤)	フェンタニル
オキシコドン	オキシコドン錠 オキノーム散	オキシコドン徐放錠 オキシコドン徐放カプセル オキシコンチンTR錠[※3]	―	オキファスト
ヒドロモルフォン	ナルラピド錠	ナルサス錠	―	ナルベイン(0.2%・1%製剤)
タペンタドール	―	タペンタ錠[※3]	―	―
メサドン	メサペイン錠	―	―	―
コデイン	コデインリン酸塩錠 コデインリン酸塩散(原末[※4],10%散[※4],1%散)	―	―	―
トラマドール	トラマールOD錠 トラムセット配合剤[※5]	ワントラム錠	―	トラマール

[※1]: プレフィルドシリンジ(薬剤があらかじめシリンジに充填されている)
[※2]: バッカル錠とは,薬を口腔内の歯茎と頬の間(バッカル部位)に挟み,唾液により徐々に薬物を溶解させて,口腔粘膜から吸収させる錠剤
[※3]: 改変防止製剤(TRF:tamper resistant formulation),非常に硬く,機械的(砕く,すりつぶす)および化学的(水などで溶かす)に改ざんすることができない製剤
[※4]: 原末,10%散のみ麻薬指定
[※5]: アセトアミノフェン含有製剤,がん疼痛の適応はない

(各インタビューフォームおよび添付文書を参考に作成)

の全身投与が困難な場合には,オキシコドンが代替薬となる[8].

・軽度の腎機能低下時は問題ないが,高度の腎機能低下時には,投与量の減量や投与間隔を調整する必要がある.

5)ヒドロモルフォン

・2018年5月に発売された注射製剤は,0.2%製剤と1%製剤(高濃度)の規格があり,1%製剤を使用すると高用量での持続皮下投与が可能となる.

・半合成オピオイド鎮痛薬で,構造的にモルヒネと類似し鎮痛効果や副作用はモルヒネやオキシコドンとほぼ同等といわれている.

・高用量(2 mg/時間以上)および長期使用(3日以上)の場合,震え,ミオクローヌス,興奮や認知機能障害などが増えることが報告されている[10].

・海外のシステマティックレビューでは,腎障害時や透析時に注意して使用可能と報告されている[11].

6)タペンタドール

・μオピオイド受容体活性とノルアドレナリン再取り込み阻害作用を持っている.

・比較的に大きな錠剤で改変防止技術を用いた製剤のため,嚥下が難しい患者や経管投与の患者には不適である.また,本邦では速放製剤がない.

・他のオピオイド鎮痛薬と比較して,便秘,悪心・嘔吐などの副作用が少ない.

・腎機能障害時に用量調節の必要がない.

7)メサドン

・本邦では,他のオピオイド鎮痛薬で十分な鎮痛効果が得られない場合に使用される薬剤である.

・N-Methyl-D-aspartate(NMDA)受容体の非競合的阻害作用がある.

表 6. オピオイド鎮痛薬の副作用対策(便秘, 悪心・嘔吐)

	発現時期	対策(薬物療法)
便秘	投与中	**症状に合わせた下剤の選択** (定期的に評価しながら便の性状に合わせて行う) ① 便の性状が硬い(硬便) 　　→浸透圧下剤(酸化マグネシウム, ラクツロース, ポリエチレングリコールなど) ② 腸の蠕動運動が低下 　　→大腸刺激下剤(センノシド, ピコスルファートナトリウム, ピサコジルなど) 　　→プロスタグランジン製剤(ジノプロストなど) ③ 浸透圧下剤や大腸刺激剤で十分な効果がないまたは使用できない 　　→末梢性μ受容体拮抗薬(ナルデメジン)
悪心・嘔吐	投与初期／増量時	**想定される機序に応じた薬剤の選択** ① CTZ への直接刺激が原因 　　→バミン受容体拮抗薬(プロクロルペラジンン, ハロペリドール, リスペリドン, オランザピンなど) ② 前庭器を介した CTZ への刺激が原因 　　→抗ヒスタミン H1 薬(ジフェンヒドラミン, ヒドロキシジンなど) ③ 消化管蠕動運動の低下により胃内容物の停留や胃内圧増大により CTZ への刺激が原因 　　→消化管運動亢進薬(メトクロプラミド, モサプリドなど) ⇒**悪心・嘔吐が抑えられなければ作用機序の違う薬剤の併用を検討**

- 半減期が長く定常状態に達するまでに 7 日間程度を要する.
- 他のオピオイド鎮痛薬との交叉耐性が不完全であるため, メサドンへの一定の変換比は存在しない.
- 他のオピオイド鎮痛薬ではみられにくい心室頻拍／QT 延長の副作用に注意する.
- 処方するには, 事前に適正使用講習を受け登録が必要である. また, 調剤責任薬剤師が登録されている薬局での調剤に限られている.

8)コデイン
- コデイン自体は, オピオイド受容体への親和性は低いが, 代謝され一部がモルヒネとなり鎮痛効果を示す.
- 鎮咳作用は, コデイン自体の作用であり[4], 現在も頻用されているが, 鎮痛目的での使用は以前に比べて減っている.

9)トラマドール
- トラマドール自体のオピオイド受容体への親和性は弱く, 代謝物である O-デスメチルトラマドール(M1)によるところが大きいとされている.
- セロトニン・ノルアドレナリン再取り込み阻害

作用を持っている.
- 本邦の神経障害性疼痛薬物療法ガイドラインにおいて, 第二選択薬となっている[12].

3.オピオイド鎮痛薬の副作用
1)概　要
オピオイド鎮痛薬には様々な薬理作用があるためにがん疼痛に使用した場合には, 鎮痛作用以外の作用はすべて副作用となる. 主な副作用は, 便秘, 悪心・嘔吐, 眠気であるが, その他にせん妄, 呼吸抑制, 排尿障害や掻痒感などが発現する. これらの症状は, オピオイド鎮痛薬以外の原因で起こることもあるため, 原因の評価と原因に対する治療も重要となる.

オピオイド鎮痛薬を開始する場合, 患者やその家族に副作用やその対処方法を説明し, 安心・安全に痛みの治療ができるように配慮することが肝要である.

a)便　秘(表6):開始前に現在の排便状況(便の性状・回数), 食事摂取状況, 他の便秘を起こす要因(病態, 薬剤)を確認する. 薬物療法だけでなく, 可能なら生活習慣の改善(水分摂取, 運動や食物繊維の摂取など)や腹部のマッサージ, 温罨法や排便時の姿勢の工夫などケアも行う.

表 7. レスキュー薬の効果判定

表 7. レスキュー薬の効果判定
レスキュー薬の評価によって対処方法が変わる.

痛み(−)	眠気(−)	**レスキュー薬の効果は十分** レスキュー薬を必要に応じて使用. 突出痛の種類と病態をアセスメントし対処する.
	眠気(+)	**レスキュー薬の用量が多い** 眠気が気になるときには, 投与量の減量を検討する.
痛み(+)	眠気(−)	**レスキュー薬の用量が不足している** 投与量の増量を行い, 効果と副作用を再評価する.
	眠気(+)	**レスキュー薬の効果が期待できない** 現在使用している薬剤では鎮痛効果が期待できないため, 病態に応じた他の薬剤, 対応方法を検討する.

(余宮きのみ：ここが知りたかった緩和ケア, 改訂第 2 版, pp. 115-116, 南江堂, 2019. を参考に作成)

b）悪心・嘔吐（表 6）：オピオイド鎮痛薬以外の薬剤や他の原因を検索し可能なら対応する. 薬物療法などを行っても改善しない場合にはオピオイドスイッチング*³も考慮する.

c）眠　気：オピオイド鎮痛薬の開始時期や増量時に発現するが, 数日で軽減や消失する場合が多い. 持続する場合には, 他の薬剤, 電解質異常, 感染症, 全身衰弱, 臓器障害や中枢神経障害など別の原因検索を行い, 眠気の原因が治療可能ならば行う. 痛みがなく眠気が気になる場合には減量について, また, 眠気のために増量が困難な場合にはオピオイドスイッチング, 他の薬剤や非薬物療法を検討する.

4．レスキュー薬
1）目　的
鎮痛薬が定期的に投与されている患者に対して鎮痛薬の不足を補う目的で追加投与される即効性の鎮痛薬のことである.
・定時服用のオピオイド鎮痛薬が開始された際の定時薬のタイトレーションを行うときに使用する.
・持続痛がコントロールされた後に起こる突出痛に対して使用する.

2）使い方
① 原則, 定時投与と同じオピオイド鎮痛薬を使用するが, 患者によっては苦手な剤形もあるため剤型を考慮したレスキュー薬を選択する.
② 定時で使用している薬剤の効果と副作用の評価と同様にレスキュー薬の評価を継続的に行い, 用量調整を行うことが重要である（**表 7**）.
③ 体動時痛のように予測できる突出痛には, 動く前に予防的にレスキュー薬を使用する. 速放製剤は, 服用後 15〜30 分程度で効果の発現がみられる.
④ 速放製剤では突出痛の対応に間に合わない場合には, より即効性のフェンタニル口腔粘膜吸収剤の導入を検討する.
⑤ 突出痛が起きやすい動きを減らしたり, 補助器具の使用なども検討する.

文　献

1) 日本緩和医療学会（編）：専門家をめざす人のための緩和医療学, 改訂第 2 版, pp. 11-12, 南江堂, 2019.
　Summary　緩和医療の専門家に対する多様なニーズに対応した教科書であり, 患者やその家族に必要なケアが届くための一助となる書籍である.
2) 世界保健機関（編）, 武田文和（訳）：がんの痛みからの解放―WHO 方式がん疼痛治療法―, 第 2 版, 金原出版, 1996.
　Summary　WHO が 1986 年に世界標準の鎮痛薬によるがん疼痛治療法について発刊し, 1996 年に改訂された訳本である.

---

*³ メモ オピオイドスイッチング：オピオイドの副作用により鎮痛効果を得るだけのオピオイドを投与できないときや, 鎮痛効果が不十分なときに, 投与中のオピオイドから他のオピオイドに変更すること⁴.

3) WHO Guidelines for the pharmacological and radiotherapeutic management of cancer pain in adults and adolescents.〔https://www.who.int/ncds/management/palliative-care/cancer-pain-guidelines/en/〕

4) 日本緩和医療学会緩和医療ガイドライン作成委員会（編）：がん疼痛の薬物療法に関するガイドライン，2014 年版，金原出版，2014.
　　Summary 緩和ケアにかかわる医療者必携の「がん疼痛治療」ガイドラインで，適切な判断をするために体系的にまとめられた臨床指針となっている.

5) 細谷　治：第 3 章 副作用の診かたと考え方　2. アセトアミノフェン. 薬事，**55**(10)：161-171，2013.

6) 大谷道輝：患者指導のための剤形別外用剤 Q & A. pp.34-35，南山堂，2017.

7) 的場元弘，加賀谷　肇（監修）：がん疼痛緩和ケア Q & A，第 2 版，じほう，2019.

8) 日本緩和医療学会緩和医療ガイドライン作成委員会（編）：がん患者の呼吸器症状の緩和に関するガイドライン，2016 年版，金原出版，2016.

9) 加賀谷　肇：オキシコドン─経口製剤の日本導入から 7 年を経過して：オキシコドンの世界史，期待されてきた役割. がん患者と対療，**21**(1)：8-14，2010.

10) Paramanandam G, et al：Adverse effects in hospice patients with chronic kidney disease receiving hydromorphone. *J Palliat Med*, **14**(9)：1029-1033, 2011.

11) King S, et al：A systematic review of the use of opioid medication for those with moderate to severe cancer pain and renal impairment：A European Palliative Care Research Collaborative opioid guidelines project. *Palliat Med*, **25**(5)：525-552, 2011.

12) 日本ペインクリニック学会 神経障害性疼痛薬物療法ガイドライン作成ワーキンググループ（編）：神経障害性疼痛薬物療法ガイドライン，改訂第 2 版，新興交易医書出版部，2016.

MB Med Reha **No.247**：**21-27**, 2020

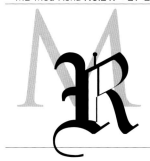

特集／緩和ケアと QOL
　　　―リハビリテーション医療現場でどうアプローチするか―

知っておきたい：コミュニケーション・スキル
―患者からの難しい問いかけに向き合うとき―

栭場美穂*

Abstract　　がん闘病中の患者との対話を通して語られる言葉から内面に抱える苦悩を汲み取るために必要な，医療者の“聴く”姿勢について概説する．患者 1 人ひとりが，病を抱えて生きる人生に対して自分なりの意味を見出そうと模索している．そのナラティブな心の作業を医療者も共有したい．本稿では特に，「なぜ私は病気になったのか」「先が短いのにリハビリテーションをする意味はあるのか」といった患者の実存にもかかわる問いかけに向き合った際の対応について取り上げる．答えに窮する難しい問いを前にしたとき，医療者自身の困惑からその場しのぎをすることなく，患者の思いを受けとめることに徹し，ともにいることが求められる．こうした場面では医療者の共感疲労も惹起されやすい．そのため，医療者が自分の実感に注意を払い「自己一致」した姿勢でいることが大切であろう．患者自身が感じている体の感覚と心を繋ぐ言葉を意識しながら，常に「今ここ」へと心の軸を置き歩めるよう支えたい．

Key words　　ナラティブ（narrative），自己効力感（self efficacy），共感疲労（compassion fatigue），傾聴（active listening），自己一致（genuineness）

はじめに

　「無意味ですよね…命を懸けて教育現場に立ってきて，それこそ本当に命削る思いで．それで，こんなふうに実際に自分の体が難しい状態になってしまって．自分が倒れてしまったら，何の意味もないですよね．」　筆者（心理士）が出会ったあるひとりの患者の言葉である．中学校教員として働いていたこの患者 A さんは，体調不良を自覚しながらも，担任を受け持つ中学 3 年生の生徒たちの受験が終わるまでは休めない…と教壇に立ち続けた．ある日，酷い腰痛で立ち上がれなくなり，止むなく受診．腰痛の原因は，肺がんからの骨転移であると判明した．全身へと拡がったがんは手術で克服できる状態ではなかった．

　がんに罹患し病と向き合う体験は，これまで思いもしなかった複雑な感情をもたらす．病気そのものがもたらす身体症状，治療に伴う副作用や後遺症による身体的なつらさ．治療中心の生活となることで日常生活上に生じる様々な制約．就労や進学において思い描いてきた道を断念し，変更せざるを得ないこともある．家庭や職場における立場や役割の変容．就業が制限される一方で，治療のための経済的な負担は増す．治療への期待と先が見えない不安，死への恐怖など精神的な負荷もかかる．家族に負担をかけてしまうと自分を責め，他者を羨む心情や再起できないと感じる諦念など，心情は複雑に絡まりあう．積み上げてきたものが崩れるかのように感じ，「保持していた価値観が生の支えにならない状況」[1]に陥り，「その状態にある自己の在り方を肯定できないことによる苦痛」[2]を生じるだろう．

* Miho HASABA，〒 411-8777　静岡県駿東郡長泉町下長窪 1007　静岡県立静岡がんセンター緩和医療科，心理療法士（公認心理師・臨床心理士）

本稿では，そうした複雑な状況を生きるがん患者とのコミュニケーションについて考えてみたい．患者と医療者とが言葉を通して織りなす場面を捉え，いかに患者の言葉を聴くのか，そして医療者として答えに窮する場面に出逢ったとき，どのように対峙するのかを考えていくこととしたい．

効果的に「訊き」，丁寧に「聴き取る」

「きく」を漢字に直そうとすると変換候補が複数出てくる．聞く，聴く，効く，利く，そして訊く．医療現場におけるコミュニケーションでは，“聴くこと（傾聴）”の重要性を指摘されることが多い．実際に患者の言葉を聴くことに注力するには，語られることの前に医療者が何を訊こう（尋ねよう）としたのかを明瞭に意識しておくことが大切である．問いかける言葉によって語りは変化する．例えば，「痛みはいかがですか？」と投げかけることは患者に“痛み”についての知覚や認識を喚起させる．訊かれた内容に呼応して語られる声を，問いかけた責任を持っていかに丁寧に汲み取るか．医療者のための情報収集や単なる興味本位の取材に陥らないために，訊くにあたっては，何のために，そして誰のためにという方向性を心に留めておくことが要となる．

一方で，問わず語りに表出される言葉は，“その時その場”でなければ聴くことが叶わない．湧き上がりこぼれ出す言葉を瞬時に汲めるような器となれるかどうか，その心構えも問われる．また，一見，病気や治療に直接関連しない話題の中に患者の生活の様子や家族関係，これまでの経歴など大切にしてきたものが示されていることがある．患者の価値観や人生感が垣間見られる言葉を拾い，繋ぎながら，闘病の原動力となっているものを知ることも大切だろう．

前述の患者 A さんの苦しみは，教壇に立つことを何よりも優先したがゆえに，自身にも周囲にも影響が出る状況を招いたことへの後悔と自責．受け持つ生徒や同僚に対する申し訳なさに

あった．巡る思いは「なぜ病気になってしまったのか」との問いへと戻り，答えの出ない自問に苦悩していた．ただ，A さんの言葉には，教師としての矜持も多々語られており，筆者はその部分を掬い取ることに主眼を置くこととした．回を重ねるうちに化学療法の副作用症状が出るタイミングや対処法を把握するようになると，次第に A さん自身が体調と折り合いながら仕事を調整することに意欲をみせるようになった．職場の理解と協力もあり，治療と仕事を両立させる A さんの表情は元来の豊かさを取り戻した．「今受け持っている子どもたちの3学期まで私は生きてなきゃ．」そう言って微笑む A さんの姿があった．

「なぜ私が病気になったのでしょうか」

A さんも口にしていたこの問いは闘病の重要な局面で幾度も引き出されてくる．医療の現場では，時間の流れは常に一方向へと進み続けるものと規定され，刻々と移り変わる状況に的確に対応することが求められる．しかし，一人ひとりの心理的な現実の中では，時間軸はもっと複雑な動き方をする．再発・転移が判明したり，積極的な抗がん剤治療が終了したりするような，患者にとってこの先の道筋が変わる重要な局面を迎えたとき[3]，事の発端となった起点“がんへの罹患”からの軌跡を，心はもう一度辿ろうとする．それは，“がん”を引き受けることになった自らの人生に対して，患者自身が納得できる意味を見出していくナラティブ（narrative）な作業（患者自身が主体となって自らの視点で病の体験を解釈し一連の物語として語ること）に必要だからである[4]．この問いはおそらく闘病の全過程を通じて患者の内面に常在し続けるものであろう．

自己効力感を引き出す

医療者は患者のナラティブな作業に伴走し患者自身の物語を共有しながら，同時に現実世界のな

かでは“今と少し先”に目線を向けて行動できるよう声をかけていきたい．先が見えない暗中模索の状況は不安を強める．病状や治療の状況について半歩先の予測や見通しを伝えることで，足元を照らし，患者が次の一歩を踏み出しやすくなるよう支援したい．つらい現実は変わらずとも，霧が晴れるように自分を取り巻く状況がくっきりとした輪郭を伴って見えると，自分が取り組むべき課題への自覚も生まれる．自己効力感とは，自分自身に対する信頼感，あるいは次に訪れる状況に対応できるだろうという予測・有能感と言い換え得る．患者の自己効力感を支えるとは，たとえ後悔が生じたとしても抱えていける心の余白を準備するサポートを行うこと[5]なのではないだろうか．

患者の言葉へと立ち返る

　葛藤する過程を経て辿り着いた患者の一言を，会話の隙間からこぼしてしまわないために，キーワードと感じられた部分を“伝え返す”という手法は有用である．その一言を発するまでに，せめぎ合う感情のなかで削ぎ落とされた幾多の想いがあったであろう．患者の語った言葉へと立ち返る姿勢を持って対話を続けることで，言葉の奥にある心情へと触れるチャンスが到来するかもしれない．その一言を読み解くために，発せられた言葉の周辺にあるものを，五感を働かせて注意深く読み取る．表情や姿勢，語調や声のトーンから，言葉にはならなかった多くの思いを推察し，汲み取ったものを言葉に起こして患者に伝え返す．「こんなふうに受け取ったのですが，どうですか」と投げかけてみる．医療者の受け取りが患者の伝えたいことから逸れてしまっていれば，もう一度最初に患者が発した言葉へと戻って考えてみる．

　　30代半ばのBさんは胃がんに対して化学療法を受けていた．診断時点で腹膜播種があり，手術適応のない状態，すなわち治癒はしないことを説明されていた．淡々と治療に臨むBさんであったが，度々「治す」と口にする．化学療法

の目的は延命であることを，主治医は何度も念を押し伝えていた．「治すために治療をする」ある日また，そう口にするBさん．「治す」と声に出す一瞬に，並々ならぬ気迫がこもる様子があった．その印象を率直に伝えると，「私は抑える治療ではなくて，治す治療を目指したいんです」とBさんは言い，涙を流した．Bさんは3人の子どもを持つ“お母さん”でもあった．子どもに「お母さんは治るよね？」と聞かれたとき，咄嗟に「治すよ」と答えた，その約束に応えなくてはならないのだと．「半分はわかっているんです，治らないのだということ．だけど，自分がそれを受け入れてしまったら諦めてしまうことになる，だからどうしてもそうは言えない．」

声に出すことの意味

　多くの患者が，話すことで楽になるとは限らない経験も多々してきている．あえて内面に仕舞っている思いへの配慮も持っておきたい．「口に出してしまうと，現実のことになってしまう」「こんなことを言うと，見捨てられるかもしれない」と，言霊を信じる心情や言葉にすることへの恐れを抱いていることもある．「言ったところで伝わらない」「がんになった者でなければわからない」「そんなことは考えなくて良いと言われた」と，傷ついた経験ゆえに気持ちを閉ざしていることもある．がんの闘病は，患者を取り巻く人間関係にも多大に影響を与え，長年に亘る問題が顕在化し，葛藤を強めている場合もある．そうした内に秘めてきた思いを話すことは勇気の要ることかもしれない．

　それでも，話すことで気持ちから離し，内に籠っていた思いを外在化させることで，心を占めていた問題から少し距離をとれることがある．解決はせずとも，声に出すことで一息をつき，その一息分を前向きな力へと変えることはできるかもしれない．大切なのは，発した言葉を受けとめる聴き手がいること．聴き手との対話を通して，患者が改めて自分の思いと向き合い，気持ちを整理

する機会となるようその場にいることである.

難しい問いかけに向き合うとき

　時には,「この先長くないのに,リハビリテーションをする意味ありますか」「人の手を借りて迷惑ばかりかけて,生きている意味があるでしょうか」といった実存にかかわる重い問いかけに対峙するときもある[6].明瞭には答えにくく,そして医療者である私たち自身にも答えはわからない.「いてくれるだけでいい」と家族が伝える言葉には真実があっても,医療者として同じ言葉を口にしても良いものかと悩む.患者に対して誠実でありたい,何とか力になりたいと思うほどに,この患者に何と伝えれば良いのかと答えに窮する.実存にかかわる苦悩を解決できないことへの申し訳なさとも相まって,今ここにいる医療者としての自分への無力感と罪悪感も引き起こされる.

　心情的に深くかかわったある一場面を機に,共感疲労(compassion fatigue)は引き起こされ得る.共感疲労は避けるべき事象ではなく,かかわる相手へと深く思いを至らせることを求められる医療者の誰もが経験し得ることである.心理学者Rogers(1957年)は積極的な傾聴の必要十分条件として,次の3つを挙げている.① 共感的理解(empathic understanding),② 無条件の肯定的関心(unconditional positive regard),③ 自己一致(genuineness)の3つである[7].患者の話を,共感を持って受けとめ,善悪などの価値判断を一旦脇に置き受けとめる…とともに,患者の語りを聴きながら医療者自身の実感がどのように反応するのかを注意深く捉え,その実感に正直な態度で気づいておくこと[8].この医療者自身の自己一致は,しばしば意識の片隅に追いやられていないだろうか.医療者が共感疲労から回復するためにも,自己一致を意識しておくことは不可欠だといえるだろう.

その場しのぎをしない

　難しい問いかけを前に,医療者自身の困惑や不安を収めるために,その場をしのぐ言葉によって取り繕うことは厳に避けたい.誰のために発せられた言葉であるかを,患者は敏感に察している.患者の苦悩を受けとめ,間をおくことが必要とされる.医療者であっても私たちは自分の範疇のなかでのみ理解し,受けとめることしかできない.答えを持ち合わせない苦悩を抱えるという意味で,患者と医療者は真に対等にその場をともにするといえるかもしれない.限界に対して謙虚に,ただひたすらに佇むことが求められるといえようか.解決も解消もなし得ない状況をともに抱えることを,がん患者に寄り添い続けた精神科医・丸田俊彦は,「情緒的にavailableである」と説く.「相手が望むようなかたちで,いま,私はここにいて,あなたが問いかけ,話しかけ,かかわり合おうとすれば,いつでもここにいますよ,というあり方.相手に対して,こちらの都合で何かするということは基本的にはしない,という姿勢」である[9].私たちに求められるのは,ネガティブ・ケイパビリティ(negative capability)であると,帚木蓬生は述べる.これは元々,精神分析家Bionが適用した概念で,「どうにも答えの出ない,どうにも対処しようのない事態に耐える能力」「論理を離れた,どのようにも決められない,宙ぶらりんの状態を回避せず,耐え抜く力」とされる[10].これから,答えの出ない問いを抱える患者ふたりと向き合った事例をみていこう.

　Cさん(60代,女性)は卵巣がんの治療経過中に脳梗塞を起こして搬送され,脳梗塞に対する治療と数か月のリハビリテーションを経て,再びがん治療の場へと戻ってきた.その期間に卵巣がんは進行,骨盤内への浸潤のため直腸が狭窄し,化学療法を続けるために人工肛門を造設することが必至となった.そのためより一層リハビリテーションを頑張ってほしい,と主治医に伝えられたが,Cさんは診察の中で一度も頷く様子をみせなかった.次の外来に来たとき,脳梗塞後も目を見張るほどの頑張りで後遺症か

ら立ち直ってきたはずのCさんの表情から生彩が失われていた。うつろに俯くCさんの傍で、なんと声をかけていいのかと途方に暮れた様子の夫は、ひとりのほうが話しやすいだろうからと気遣い、席を外した。消え入るような声でCさんは語り出した。「家族は一生懸命励ましてくれるんです。『頑張れ』ってそれしか言えない気持ちもわかるんです。でも、脳梗塞を起こしたときそのまま逝ってしまえたら良かったのにって思います。早く楽になりたいって思ってしまいます…。リハビリテーションをする意味あるのかな。病気が悪くなってそんなに長く生きられないかもしれないのに。」筆者は切々と泣き続けるCさんの言葉を受けとめることに徹した。しばらくすると、ふっと言葉が途切れ、「お腹が痛い」とCさんはつぶやいた。圧倒される心情にあったCさんに"今"の体感へと意識の目が戻ったことが感じられ、鎮痛薬を飲んでみませんかと声をかける。医療者からの言葉を聞くだけの余力が戻ったことも察せられた。「どこにも身の置き場がない。こんなこと言えるのここだけなんです。」と語るCさんの想いを預かり、1週間後の外来を待った。翌週、Cさんの目に力が戻っていた。「鎮痛薬効きました。人口肛門を作って生活している人のブログをみたりしました。何とかできそうかなって。治療を受ける可能性を残したいから、リハビリテーションも頑張ります。」

　Dさん（50代、男性）は骨盤軟骨肉腫で腫瘍を広汎に切除する手術を受け、順調にリハビリテーションを積み重ねていたところ、深部感染のために再手術を複数回繰り返すこととなった。再手術の度にリハビリテーションで積み重ねてきたものが失われてしまうことへの落胆は大きく、抑うつ気分が増強、リハビリテーションへの意欲をいかに保持するかに苦闘した。そ

れでもひとり娘の成人式を祝うという目標が、途切れそうになる気力を繋ぎとめ、果敢にリハビリテーションへと向かう姿があった。術後の化学療法も回を重ねていたが、労作時に息苦しさが増すようになり、CT検査にて、肺へと転移が拡がっていることが判明した。本人の意思で余命も聞いており、「1～3か月の範囲だろう」と伝えられていた。目標としていた娘の成人式は半年後。そのとき自分はすでにいないかもしれない。それなら今死んでも同じではないか。自暴自棄ともいえる発言を繰り返すDさんは、リハビリテーションをキャンセルするようになった。数日後、面会に来た娘を見送るために久しぶりに廊下まで出てきたことをきっかけに、Dさんはリハビリテーションを再開することを希望した。リハビリテーション後のDさんを訪ねた。リハビリテーションに行ってみると、杖歩行まで可能になっていた機能は衰えていなかったとDさんは語った。「俺の脚、大丈夫だった。ちゃんと立っていたし、『歩行も安定しています』ってリハビリテーションの先生に言ってもらえた。」身体機能としての歩行能力を改めて実感したことが、打ちのめされていた心の自立（自律）を取り戻すことにつながり、気持ちの広がりを後押ししていることが感じられた。そうDさんに伝えると頷き、一呼吸おいて言った。「肺のほうはどうなるかわからないけど、時間が限られているなら、その期間、自分の足で歩ける体でいたい。」

体と心をつなげる言葉―"今ここ"に心の軸を戻す

　圧倒的に受け身にならざるを得ない状況を患者と医療者とがともに耐えた先に、再び"今"へと能動的な意識の軸足を戻すために、"体と心をつなぐ言葉"を意識しておきたい。体を通して"今"感じていることをつぶさに見ようとするとき、心は過去を遡って後悔したり、先行きへの杞憂にとらわれたりしにくくなる。上に述べたCさん、D

さんのように体と心の実感が一致したタイミングを的確に捉え言語化することで，実感が明瞭に意識化される．患者自身が現状への気づきを得て深い洞察へと至る．

ただし病状が進みゆく状況では，どれほどに慈しんでも体の機能が一つひとつ失われ，自分の体が自分のものでなくなっていくように実感せざるを得ないこともある．「もうあんまり長くないと思うんだよね」と患者が声に出したとき，そう思われますか，そう感じられますかと丁寧に問い返す．「うん，昨日できたことができなくなった」といったように患者自身が，"体と心をつなぐ言葉"で語っているとき，その実感を受けとめることに徹する．実感の後に，患者が切実に伝えたい，遺したいと願う思いが紡ぎ出されてくることが多いからである．

しかし，こうした状況は，家族にとっては容易には許容しがたいつらさを伴う．大切な人との別離が近づいていることを肌で感じると，その予期悲嘆が怒りとなって表現されることもある．「薬のせいでこんなに眠気が出るから，リハビリテーションができない」「もっと体を鍛えるリハビリテーションをやってください」など，状況に見合わないと思われる言動は，抗おうとしても変わり続けていく状況への悲しみに裏打ちされているかもしれない．そして，多くの場合，その状況を食い止められないことへの，家族としての深い自責感の表れであったりもする[11]．喜怒哀楽すべての感情を大切に聴き取るとはいっても，怒りを矢面になって受けとめれば医療者側にも否応なく陰性感情が惹起され，消耗も大きい．こうした怒りを説得によって抑えようとはせず，できればかかわる医療チーム全体で読み解く機会としてカンファレンスを開催したい．それは，怒りを引き受けることになった医療者がその"役割"を理解し，その医療者の心を守ることにもつながる[12]．

結びに

答えの出ない問いに直面し苦悩する患者とともにいるとき，筆者は『悩む力』（齊藤道雄，2002年）という本の一説を思い起こす．北海道浦河にある精神障害や生きづらさを抱えて生きる人たちの共同住居「べてるの家」を取材して書かれた著作なのだが，その中に「人が本来的に持っている苦悩する力」について記述した一文がある．「悩む力があればこそ，病気を悩み，病気とともに生きる人生を悩み，生きることの豊かさを見出すことができる」[13]．それは，がんをはじめとした病，慢性疾患や不治の病状を抱えて生きる人にも当てはまることであろう．誰しもがその人なりの在り方で，苦難のその先に拓けていくものを見出し受け取っていく．「がんになって良かったとは言えないけれど，がんにならないとわからなかったことはいっぱいある」若くしてがんと闘病するある患者は，そのように語っていた．

ひとりの患者が抱える苦難を医療者が代わりに担うことはできず，孤独を医療者が払拭することもまた難しい．それでも，各職種に与えられた専門性という使命を果たしながら，語られる言葉を預かり心の作業にともに参加する．それは，患者やその家族と言葉を交わす機会を得た医療者として我々に与えられた，貴重なチャンスともいえるだろう．病を通して人生の命題に日々向き合う人の中に，「苦悩する力」が備わっていると深く信頼し，誰にも代わることのできない課題へと向き合っている人への敬意を抱き続けることを心に刻みたい．

文　献

1) 藤井美和：死生観とスピリチュアリティ．第14回日本緩和医療学会学術大会抄録集，p.91，2009.

2) 山崎章郎：スピリチュアルペインとケア—そのより良き理解のためにスピリチュアリティを定義する—．死の臨床，38(1)：26-27，2015.

3) 国立がん研究センターがん対策情報センター（編）：もしも，がんが再発したら—本人と家族に伝えたいこと．英治出版，2012.

4) 小塩真司（訳）：レジリエンスと心的外傷後成長—構成的ナラティブの見通し．宅香菜子，清水　研

（監訳），心的外傷後成長ハンドブック—耐え難い体験が人の心にもたらすもの，pp. 522-536，医学書院，2014.

5）中西弘和：どちらを選ばばっても，必ず後悔するもんですわ．森田達也（編），緩和ケア「緩和ケアの魔法の言葉—どう声をかけたらいいかわからない時の道標」，**26**（6月増刊号）：78-80，2016.
　Summary 「緩和ケアの魔法の言葉1・2」は，患者，家族から答えづらい質問を投げかけられたときどう答えるのか，がん医療の現場に立つ臨床家たちからの実践に基づく示唆に富んだヒントが得られる．

6）保坂　隆，田尻寿子：リハビリテーション心理学のパラダイムシフト・がんリハビリテーションの実際とリハビリテーションスタッフの苦悩．保坂隆（編），がんリハビリテーション心理学，pp. 1-22，医歯薬出版，2017.

7）Rogers CR：The Necessary and Sufficient Conditions of Therapeutic Personality Change. *J Consult Psychol*, **21**（2）：95-103, 1957.

8）池身　陽：心のメッセージを聴く，講談社現代新書，1995.
　Summary 言葉を通してどのように実感を扱うのかがまとめられている．Rogersのいう「自己一致」を含め，聴き手側の姿勢について理解が深まる．

9）丸田俊彦：available—あなたと共にいる．岡山慶子ほか（編），患者の心を誰がみるのか—がん患者に寄り添いつづけた精神科医・丸田俊彦の言葉，pp. 65-67，岩崎学術出版社，2018.

10）帚木蓬生：ネガティブ・ケイパビリティ—答えの出ない事態に耐える力，朝日新聞出版，2017.

11）岡本拓也：スピリチュアル・コミュニケーション—医療者のための5つの準備・7つの心得・8つのポイント，医学書院，2016.
　Summary 苦悩する患者との実践的なコミュニケーションや，医療者の心得がわかりやすく解説されている．同じ著者による「誰も教えてくれなかったスピリチュアルケア」と合わせて読まれたい．

12）栗原幸江：そういうお役目を引き受けたんだね，森田達也（編），緩和ケア「緩和ケアの魔法の言葉2」，**28**（6月増刊号）：2018.

13）齊藤道雄：苦労が詰まっている．悩む力—べてるの家の人々，pp. 135-142，みすず書房，2002.

MB Med Reha No.247：28-33, 2020

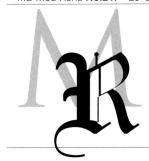

特集／緩和ケアとQOL
　　　　―リハビリテーション医療現場でどうアプローチするか―

活動を維持するために：がん患者のロコモティブシンドローム（がんロコモ）

森岡秀夫*

Abstract　　現在，国民の2人に1人がその生涯において，がんと診断される時代に入り，がん罹患患者は増加の一途を辿っている．そして近年のがん治療の進歩により，患者の生命予後は年々改善し，がん患者はがんに罹患しながら生活しなければならなくなっている．そのためには，自身の力で動けることが必要だが，がんは動くために必要な運動器に様々な影響をもたらす．これらの問題は「がんロコモ」といわれ，その定義は，「がん自体あるいは，がんの治療によって，骨・関節・筋肉・神経などの運動器の障害が起きて，移動機能が低下した状態」である．そしてがんロコモは，原因疾患から，① がん自体による運動器疾患，② がんの治療によって起きる運動器疾患，③ がんと併存する運動器疾患の進行の3つに分類される．がんロコモは，がん患者に生じる運動器疾患の概念であり，運動器に様々な影響を及ぼすがんに対して，がん患者の動く能力を維持するため，そしてQOL向上のために行う運動器診療の道標である．

Key words　　がん患者（cancer patient），運動器（locomotive organ），ロコモティブシンドローム（locomotive syndrome）

はじめに

　近年のがん治療を取り巻く研究開発や技術革新は目覚ましく，分子標的治療薬の相次ぐ開発や手術手技の低侵襲化，ロボット手術，陽子線放射断層撮影（positron emission tomography；PET）に代表されるイメージング技術の進歩，さらにはその存在意義を高めている免疫治療，今後急速に進む可能性があるがんゲノム医療など，以前は想像もできなかったことが次々に起きている．これらの技術開発に伴い，がん患者の生命予後も年々改善しており[1]，がん患者はがんに罹患しながら生活しなければならない時代に入ったといえる．この結果，がん患者は生活するために自身の力で動けること，活動することを維持しなければならず，動くために運動器疾患を管理することの重要性が高まっている．しかし，がんは骨・関節や筋

肉・神経などの運動器に様々な影響を与え，患者が動けることへの大きな障壁をもたらす．この問題は総括して，「がんとロコモティブシンドローム」，通称「がんロコモ」と定義される[2]．本稿では，このがんロコモを念頭に置き，がん患者の運動器管理をどのように行うかについて述べる．

がん患者のロコモティブシンドローム（がんロコモ）

　定　義：がんロコモの定義は，がん自体あるいはがんの治療によって，骨・関節・筋肉・神経などの運動器の障害が起きて，移動機能が低下した状態である．そしてがんロコモは，原因疾患から，① がん自体による運動器疾患（type 1），② がんの治療によって起きる運動器疾患（type 2），③ がんと併存する運動器疾患の進行（type 3）の3つに分類される（**図1**）[3]．

* Hideo MORIOKA，〒152-8902 東京都目黒区東が丘2-5-1　独立行政法人国立病院機構東京医療センター整形外科，医長・骨軟部腫瘍センター，センター長

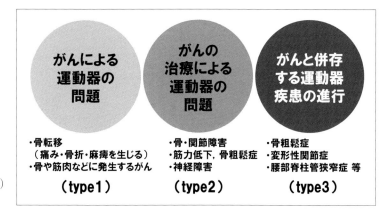

図 1.
がんロコモの分類(概念図)

がん自体による運動器疾患─骨転移─
(がんロコモ type 1)

骨や筋肉などに発生するがんとして肉腫が知られている. しかし, 肉腫は希少がんであり, がん自体による運動器の問題として最も多い疾患は骨転移である. 骨転移は, がんの進行に伴い発生することが多く, 疼痛や病的骨折, 脊髄麻痺などの骨関連事象(skeletal related events；SRE)のため, がん患者が自身の力で動くための障壁になる. これにより, 社会生活の維持や原発巣に対する治療継続が困難になる. しかし近年, このような骨関連事象を予防するという概念が出現し[4]~[6], 骨転移は早期に発見し SRE を予防しながら適切に管理するというのが新しい考え方になった.

1. 骨転移診療の実際

整形外科には, いわゆるがん年齢である中・高齢者が, 体の痛みを訴えて来院することが多い. しかし, 痛みが通常の治療で奏効せず進行性の場合は, 骨転移の可能性がある.

1) 問診と診察における注意点

がんの治療中か既往があるか, 非ステロイド系消炎鎮痛剤内服などの通常の治療で奏効しない頸部痛・背部痛・腰痛・下肢痛, 特に体幹に帯状に生じている痛みがある場合は, 脊椎転移の可能性がある.

2) 画像所見

単純 X 線で, 溶骨型, 造骨型, 混合型のいずれかのタイプを示すことが多く, 溶骨型は肺がん, 腎がんや甲状腺がん, 造骨型は前立腺がん, 混合型は乳がんが代表的である(図 2)[7]. CT は, 転移巣の骨破壊の評価, 原発不明がんの場合は原発巣検索を目的に行う. MRI は, 脊椎転移による脊柱管内への浸潤の有無を描出できるため, 麻痺がある場合は緊急で行う. 骨シンチは, 全身の骨転移スクリーニングとして有用だが, 疑陽性(骨折や良性骨腫瘍)と偽陰性(急速に進行する溶骨性骨転移)がある. PET は, 原発巣の検索や他臓器転移の評価のため行われ, 骨転移の検索においては CT との併用でその有用性が高まる. しかし, ホルモン治療に奏効している前立腺がんなど分化度の高いがんの骨転移への集積は低く, この点は骨シンチのほうが有益性は高い[8].

3) 治療方針の決め方

骨転移を生じているがん患者の病態は複雑で, 年齢や原発巣の組織型, 化学療法や放射線療法の治療感受性, 予想される生命予後など様々な要素を考慮して治療方針を決定する. このため, 手術においては患者の多様な要素をスコア化し手術法を決める新 Katagiri スコアがあり[9], 臨床の現場で用いられることが多い. 3 点以下は長期予後, 7 点以上は短期予後が見込まれるため, その予後を考慮した手術方法を選択する.

2. 骨転移の治療法

骨転移に対する治療の選択肢は, 装具療法, 手術療法, 放射線治療, 疼痛に対するオピオイド, 骨修飾薬, リハビリテーションなど様々なものがある. この中で, 整形外科として積極的に介入しているのは, 装具療法, 手術療法, 骨修飾薬になる.

1) 装具療法

頸椎転移に対する頸椎装具, 胸腰椎転移に対す

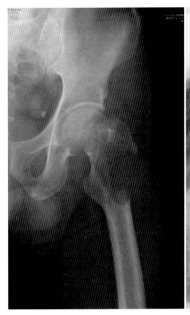
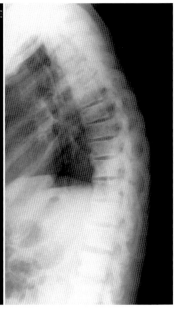
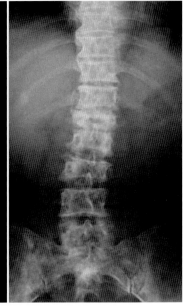

a．溶骨型：腎がん	b．造骨型：前立腺がん	c．混合型：乳がん

図 2. 骨転移の単純 X 線

るコルセット，歩行補助具としての下肢装具，杖など，骨転移で生じる痛みや病的骨折を予防し管理するための装具の使用は簡便で有益な方法である．

2）手術療法

病的骨折や脊髄麻痺による患者の QOL 低下を，短期的かつ直ちに解決できる方法であり，積極的緩和医療として位置付けられている[10]．

a）四肢骨転移に対する手術：四肢骨に転移を生じ病的骨折に至った場合，耐えがたい痛みと骨の支持力低下から患者の QOL を著しく損なうことになる．この状態は，オピオイドなどの薬物療法や放射線治療では解決することができず，手術適応となることが多い．手術法は大きく 2 つに分けることができ，腫瘍を可及的に切除または切除を行わず骨セメントやプレート，髄内釘などで内固定を行う姑息的手術（**図 3-a**）と，骨転移巣を切除し，腫瘍用人工骨頭や人工関節で再建する根治的手術（**図 3-b**）がある．

b）脊椎転移に対する手術：脊椎転移は，椎体の圧迫骨折や腫瘍が骨外に浸潤し神経根を圧迫することや，脊柱管内に進展し脊髄圧迫をきたすことにより，強い痛みと麻痺を生じる．手術は，四肢骨転移と同様に 2 つに分けることができ，麻痺や痛みを改善し患者の QOL を短期的に維持する

目的で行われる姑息的手術と，長期予後が見込まれる患者に対して行われる根治的手術がある．前者は，後方から脊髄を圧迫している腫瘍を可及的に摘出し脊髄の除圧を行い，不安定性を認める場合はスクリューとロッドによる固定を追加（**図 4-a**），後者は，転移を生じた脊椎骨全体を摘出する腫瘍脊椎骨全摘術（total en block spondylectomy：TES）という方法になる（**図 4-b**）．

3）骨修飾薬を用いた薬物療法

骨転移の分子メカニズムの解明により[11]，骨転移による骨破壊は，破骨細胞の活性化がその主たる原因であることが明らかとなった．したがって，骨転移における骨破壊を制御することを目的に，破骨細胞を標的とした薬物療法が導入され，これらは骨修飾薬（bone-modifying agents）といわれている．現在，骨転移に対する保険適用を得ているのは，ゾレドロン酸と抗 RANKL 抗体（デノスマブ）であり，既に SRE の抑制に関する多くのエビデンスが報告されている[8]．

がんの治療によって起きる運動器疾患（type 2）

がんの治療は，化学療法，手術療法，放射線治療など複数の治療モダリティによって行われることが多い．これらの中で，最も多くのがん患者に行われているのが化学療法であり，治療期間が長

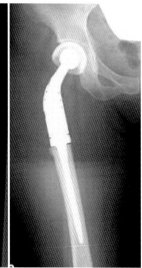

a│b

図 3.
四肢骨転移に対する手術
　a：姑息的手術（局所の根治性を求めない）
　　骨セメントやプレート・髄内釘で病的骨折部を固定
　　して骨転移部を安定化
　b：根治的手術（転移巣の根治を目指す）
　　骨転移部を切除し腫瘍用人工骨頭・関節などで再建
　　する．

a│b

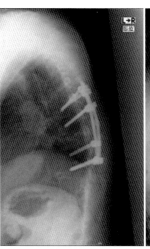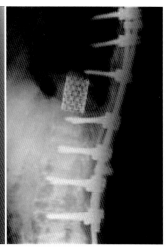

図 4.
脊椎転移に対する手術
　a：姑息的手術（局所の根治性を求めない）
　　後方侵入椎弓切除による除圧・固定を行い，
　　脊髄の圧迫解除と脊椎の安定化をはかる．
　b：根治的手術（転移巣の根治を目指す）
　　転移した腫瘍を脊椎骨とともに一塊に摘出し
　　人工椎体で置換，後方固定を行う（腫瘍脊椎骨
　　全摘術）．

期に及ぶ場合，その副作用により患者の活動度は低下する．また，乳がんや前立腺がんでは，ホルモン療法が行われることが多く，続発性骨粗鬆症を生じるリスクが高まる．さらに，ほとんどすべての化学療法で使用される制吐剤としてのステロイドも，骨密度低下を引き起こす薬剤として注意する必要がある．その他にも，化学療法剤の中には，神経系に作用して，末梢神経障害を生じる薬剤も多く，手・足の耐えがたいしびれ感や下垂足などの神経麻痺に至る場合もある．また，手術療法や放射線治療により，骨・関節・筋肉・神経といった運動器そのものに医原性障害を生じることもある．このように，がんの治療に関連して様々な運動器疾患を生じることがあり，これらは大きく以下の4つに分けることができる．

1．安静による筋力低下

　がん治療期間中は，手術や化学療法により通常より安静期間が長い．1日の安静臥床で0.3～4.2%の筋力低下を生じることが知られており[12]，がん治療期間中でも安静臥床は可能な限り避ける必要がある．術後早期および化学療法中の継続したリハビリテーション介入は，治療による合併症予防にも有用であり，がん治療計画は当初から運動機能維持に関するリハビリテーションを組み入れたものにすることが望ましい．

2．続発性骨粗鬆症

　化学療法によって生じる嘔気に対する制吐剤として，骨粗鬆症を続発する可能性があるステロイドが使用されており，化学療法が長期化した場合，このステロイドの総量が増大し，続発性骨粗

鬆症の原因になる．また，ホルモン療法が治療の中心的役割を果たしている乳がんと前立腺がんでは，続発性骨粗鬆症を発症するリスクはさらに高いと考えられる[13)14)]．したがって，このようにリスクの高いがん治療中の患者に対しては，二重エネルギー X 線吸収測定法（DEXA 法）などにより骨量を把握し，適切な運動療法やカルシウム，ビタミン D，ビスフォスフォネート，抗 RANKL 抗体などの薬物療法を行い，骨折予防のために骨質管理を行う必要がある[15)]．

3．抗がん剤による末梢神経障害

抗がん剤の副作用としては，嘔気，脱毛などは一般的にもよく知られている．しかし，一部の薬剤は神経系に対する副作用を有し，末梢神経に様々な障害を発生する．症状としては，四肢末梢の手足のしびれや痛み，冷感が主体であり，進行すると巧緻運動障害，運動麻痺などを生じる．これらの症状は，がん患者の日常生活に影響を及ぼし，生活するうえで大きな障壁になる．中でも下垂足を生じた場合は，がん患者の歩行に支障をきたすため，装具療法など適切な治療が必要となる．抗がん剤による末梢神経障害の発症機序の詳細は不明だが，後神経節の神経細胞への直接障害や微小管障害を介して生じる軸索障害などが考えられている．現時点で確立した治療法はないが，他の原因で起きる末梢神経障害と同様に，知覚や痛覚低下により生じる外傷ややけどによる皮膚障害を予防するための生活指導，神経障害回復のためビタミン B_{12} 製剤の投与，痛みを伴う場合はプレガバリンやメロガバリン，非ステロイド系消炎鎮痛剤，しびれに有効な漢方薬（牛車腎気丸）などを使用し症状緩和を行う必要がある．また，必要があればリハビリテーションの介入として，末梢循環を改善するための理学療法，マッサージ，下垂足を生じた場合は，短下肢装具を使用した歩行訓練を行う．症状が著しい場合は，原因薬剤の変更や減量を原発診療科の医師と相談する．

4．手術や放射線治療による運動器の障害

がんは全身のあらゆる部位に発生し，これは骨・関節や筋肉・神経といった運動器そのものに発生することもある．また他臓器のがんに対して行われた手術や放射線治療が運動器に影響を与える可能性もある．前者の例では，運動器に発生する肉腫の切除や放射線治療が考えられ，後者の例では運動器以外に発生したがんを切除するため行われる手術や術後の放射線治療の影響が挙げられる．これらによる関節の拘縮や筋力低下，放射線治療による脊髄障害や骨・関節障害など，生じる運動器疾患は多彩であるが，リハビリテーションの早期介入により，でき得る限りの予防と治療を行い，がん患者の早期社会復帰を支援する必要がある．

がんと併存する運動器疾患の進行

多くのがんは，がん年齢である中高齢者に発生し，これは運動器の変性疾患の好発年齢と合致している．このことは，がんと併存し，がんの陰に隠れている運動器疾患に対する診断・治療に，予期せぬ影響を与えている．つまり，がんとがん以外の良性疾患が併存することによる診療上の混乱をきたし，がんの正しい診断や良性疾患に対する適切な治療が行われない診療実態が起きている．「がん」という言葉は，多くの医療者，患者に先入観を与え，時に諦めさえ生じさせてしまう．がんとがん以外の疾患による症状の相違を正確に見極め，がん患者のがん治療ならびにがん患者のがん以外の良性運動器疾患の治療を適切に行うことは，患者の QOL を高めるうえで極めて重要と考える．

図5 は，肺がん多発脊椎転移の患者に頚部椎間板ヘルニアが併存している例である．上肢のしびれ・疼痛，巧緻運動障害，歩行障害などを主訴として紹介され，脊椎転移が原因として疑われていたが，臨床所見と MRI による画像診断から頚椎椎間板ヘルニアによる症状が主体であると判断された．現在，肺がんによる化学療法を継続しながら頚椎装具を装着し，椎間板ヘルニアの手術のタイミングをはかっている状態である．このように，がん患者であっても，良性運動器疾患を適切に管理・治療することは，がん患者の QOL 向上に重要な要素であり，先入観を持たずに，がん以外の運動器疾患に対する通常の診断・治療を行う必要

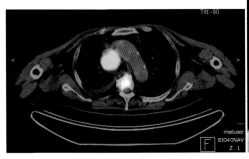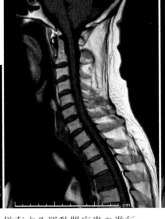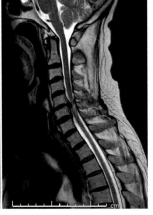

a | b | c

図 5. がんと併存する運動器疾患の進行

63歳，男性，肺がん．数か月前から進行性の両上・下肢しびれ，項部痛，歩行障害，巧緻運動障害

a：PET-CT：右肺がんと第3胸椎転移を認める．

b：MRI(T1)：C5/6の椎間板ヘルニアとT4椎体に脊椎転移による輝度変化を認める．

c：MRI(T2)：C5/6椎間板ヘルニアは脊髄に輝度変化を伴い脊髄症状の原因と考えられる．

がある．

まとめ

現在，国民の2人に1人が，その生涯においてがんと診断される，まさにがん時代に入った．これにより，運動器疾患にも様々な変化が起きており，これまでがんとかかわることの少なかった整形外科医を取り巻く環境も変化している．このように，がんと運動器疾患を見直す取り組みとして，がんロコモがあり，これはがん患者に生じる運動器疾患の概念といえる．骨・関節・筋肉・神経など様々な臓器に影響を及ぼすがんに対して，患者の動く能力を維持するために，そして患者のQOL向上のために，整形外科ががんロコモの概念をもとに責任を果たすときが到来したと感じている．

文 献

1) 国立研究開発法人国立がん研究センターがん対策情報センター：全国がん罹患モニタリング集計 2006-2008年生存率報告，2016.

2) 土屋弘行：新たな挑戦 がんとロコモティブシンドローム．*Clinician*，**65**(669)：4-8，2018.

3) 森岡秀夫：がんを持つ患者に対する整形外科診療「がんロコモ」への対応．*Loco Cure*，**5**(1)：22-27，2019.

4) 眞鍋 淳：がん骨転移に対する集学的治療—骨転移 Cancer Board と Bone Management—．癌の臨，**58**：43-50，2012.

5) 森岡秀夫：骨転移診療の新しい流れ．日整会誌，**87**：S1089，2013.

6) 中田英二ほか：骨転移診療システム 脊椎転移による麻痺や廃用症候群予防を目的とした取り組み．関節外科，**35**：374-387，2016.

7) 森岡秀夫(編)：整形外科専門研修マニュアル，南江堂，2018.

8) 日本臨床腫瘍学会(編)：骨転移診療ガイドライン，南江堂，2015.

9) Katagiri H, et al：New prognostic factors and scoring system for patients with skeletal metastasis. *Cancer Med*, 3：1359-1367, 2014.

10) 森岡秀夫ほか：骨転移に対する手術および骨修飾薬を用いた薬物療法．臨外，**70**：1493-1499，2015.

11) Yoneda T, Hiraga T：Crosstalk between cancer cells and bone microenvironment in bone metastasis. *Biophys Res Commun*, **328**：679-687, 2005.

12) 若林秀隆：サルコペニアとリハビリテーション．*Loco Cure* 3：24-28，2017.

13) 深貝隆志：前立腺癌に対するホルモン療法後の骨粗鬆症予防．泌外，**30**：1489-1495，2017.

14) 高橋俊二：乳癌患者における骨転移，骨合併症の治療．*White*，**6**：35-41，2018.

15) 骨粗鬆症の予防と治療ガイドライン作成委員会(編)：骨粗鬆症の予防と治療ガイドライン2015年版，ライフサイエンス出版，2015.

MONTHLY BOOK
MEDICAL REHABILITATION

最新
増大号

これでナットク！
摂食嚥下機能評価のコツ

No.240
2019年9月
増大号

編集/青柳陽一郎（藤田医科大学准教授）

定価　（本体価格 4,000 円＋税）

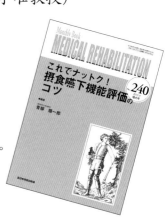

治療は評価なくしては成り立たない。

問診、スクリーニング、栄養評価から機器を用いた評価まで
摂食嚥下に関連するあらゆる評価法を網羅！　実際の評価を
踏まえたケーススタディも付いた充実の内容となっております。
これから嚥下臨床に携わろうと思っている方から、
もう一度嚥下機能評価を勉強したい方にもオススメです。
ぜひ臨床のおともにこの一冊！

目　次

Ⅰ．総　論
なぜ評価が必要か？　　　　　　　　　青柳陽一郎ほか

Ⅱ．診察とスクリーニング
摂食嚥下障害を疑う患者の何をみる？　巨島　文子
質問紙　　　　　　　　　　　　　　　深田　順子
水飲みテスト　　　　　　　　　　　　倉智　雅子
反復唾液嚥下テスト（RSST）　　　　　小口　和代
咳テスト　　　　　　　　　　　　　　若杉　葉子ほか
頸部聴診法を用いた嚥下評価のポイント　大野木宏彰
口腔内の評価　　　　　　　　　　　　松尾浩一郎
栄養学的評価　　　　　　　　　　　　吉村　芳弘
その他のスクリーニング評価　　　　　國枝顕二郎ほか

Ⅲ．機器を用いた評価
舌圧検査：現状と将来展望　　　　　　小野　高裕ほか
嚥下内視鏡検査(1)正常所見と異常所見　太田喜久夫
嚥下内視鏡検査(2)客観的評価　　　　　兵頭　政光ほか
嚥下造影検査(1)正常所見と異常所見　　西谷　春彦ほか
嚥下造影検査(2)評価法　　　　　　　　加賀谷　斉ほか
嚥下 CT　　　　　　　　　　　　　　稲本　陽子
嚥下マノメトリー　　　　　　　　　　青柳陽一郎
筋電図検査　　　　　　　　　　　　　井上　　誠
超音波を用いた嚥下機能評価　　　　　中藤　流以ほか
脳画像と摂食嚥下障害　　　　　　　　山脇　正永

Ⅳ．摂食嚥下能力，摂食状況の評価
臨床的重症度分類（DSS）　　　　　　　柴田　斉子ほか
摂食嚥下能力のグレードと摂食状況のレベル
　　　　　　　　　　　　　　　　　　國枝顕二郎ほか
摂食状況の評価　　　　　　　　　　　谷口　裕重

Ⅴ．トピックス
オーラルフレイルと口腔機能低下症の評価
　　　　　　　　　　　　　　　　　　菊谷　　武
食道機能の評価　　　　　　　　　　　栗林　志行ほか
海外で用いられる評価法　　　　　　　兼岡　麻子
フレイル・サルコペニア　　　　　　　近藤　和泉ほか

Ⅵ．評価とアプローチの実際：症例報告
頭頚部がん治療後の摂食嚥下障害
　—評価とアプローチの実際—　　　　二藤　隆春
高解像度マノメトリーによる評価が有効であった
　重度 Wallenberg 症候群の１例　　　蛭牟田　誠ほか
慢性期嚥下障害　　　　　　　　　　　栗飯原けい子ほか

（株）全日本病院出版会

各誌目次がご覧いただけます！
www.zenniti.com

〒 113-0033　東京都文京区本郷 3-16-4　　電話(03)5689-5989　　FAX(03)5689-8030

MB Med Reha **No.247**：35-42, 2020

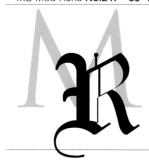

特集／緩和ケアと QOL
　　　―リハビリテーション医療現場でどうアプローチするか―

活動を維持するために：骨転移を伴う
がん患者へのリハビリテーション診療
―チームアプローチにおける実践―

北原エリ子*

　　Abstract　　骨転移を伴うがん患者が日常生活において活動を維持するためには，骨転移に対する治療と並行して，骨折や麻痺などの骨関連事象(skeletal related events；SRE)のリスクを管理しながら運動機能を維持・改善するリハビリテーションが必要である．骨転移の状況，全身状態，および患者のニーズに合わせたリハビリテーションを行うためには，多職種による情報共有は欠かせない．SRE のリスクを最小限にする動作・介助方法および全身状態に合わせてできるトレーニングについて，多職種で継続的に検討することが，患者の活動を維持することに繋がる．順天堂医院で実践しているチームアプローチにおけるリハビリテーションを紹介し，骨転移を伴うがん患者の活動を維持するための今後の課題について考える．

　　Key words　　骨転移(bone metastases)，骨関連事象(skeletal related events；SRE)，チームアプローチ(team approach)，活動(activity)

骨転移患者に対する
多職種チームアプローチの重要性

　がん診療の進歩に伴ってがんと共存する時代となり，患者の生活の質(quality of life；QOL)をサポートするサポーティブケアの重要性がいわれ，そのなかでがんリハビリテーションが重要な役割を担うことが強調されている[1]．骨転移はがん患者の 10〜20％ に臨床的に診断され，進行がん患者ではさらに高く，乳がん，前立腺がん，肺がんでは 50〜75％ の患者に伴うといわれている[2][3]．骨転移による骨折や麻痺などの骨関連事象(skeletal related events；SRE)が発生すると，日常生活動作(activity of daily living；ADL)，QOL が著しく低下し，performance status(PS)が低下すると化学療法などの積極的治療が困難となり，生命予後に影響を及ぼすともいわれている[4]．そして SRE のリスクを管理し，ADL・QOL を維持向上する

ためのチームによる骨転移診療およびカンファレンスの重要性が報告されている[4]〜[7]．当院においては 2011 年に SRE チームを発足し，骨転移患者を対象とした回診およびカンファレンスを運用し，年間約 200 名の骨転移患者への評価とアプローチを検討している．しかしながら骨転移患者に対するリハビリテーションの有用性については，骨転移診療ガイドライン[8]ではエビデンスおよび推奨度は低く，2019 年 6 月に改訂されたがんのリハビリテーション診療ガイドライン第 2 版[9]においても，骨転移により ADL や QOL が障害されている患者に対して，リハビリテーション治療(運動療法)を行うことはエビデンスの確実性は低く，弱い推奨と記されている．エビデンスの確実性の低さは，骨転移患者の原発巣や病期が様々で，ランダム化比較試験が難しいことによると考えられるが，臨床においては，離床・歩行などの活動へのニーズがある骨転移患者に対して，リス

* Eriko KITAHARA，〒 113-8431 東京都文京区本郷 3-1-3　順天堂大学医学部附属順天堂医院リハビリテーション室，係長・理学療法士

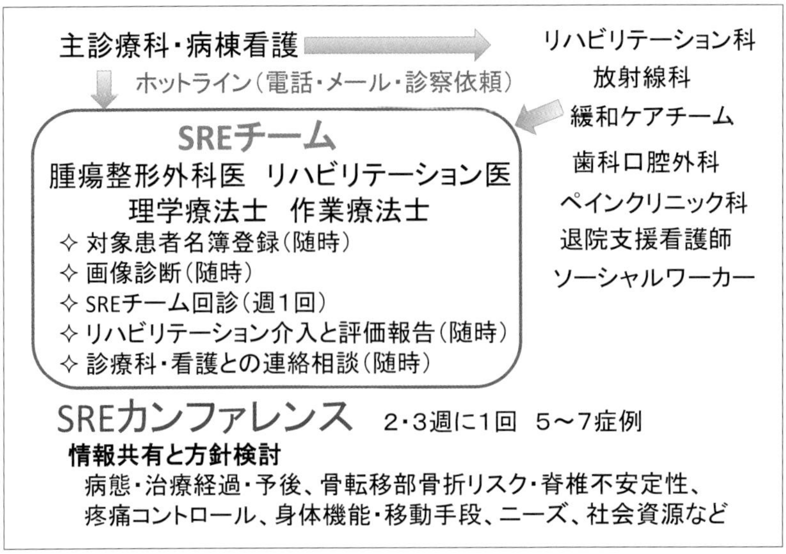

主診療科・病棟看護 ➡ **リハビリテーション科**
　↓ ホットライン（電話・メール・診察依頼）　放射線科
　　　　　　　　　　　　　　　　　　　緩和ケアチーム
SREチーム　　　　　　　　　　　歯科口腔外科
腫瘍整形外科医　リハビリテーション医　ペインクリニック科
理学療法士　作業療法士　　　　退院支援看護師
◇ 対象患者名簿登録（随時）　　　ソーシャルワーカー
◇ 画像診断（随時）
◇ SREチーム回診（週1回）
◇ リハビリテーション介入と評価報告（随時）
◇ 診療科・看護との連絡相談（随時）

SREカンファレンス　2・3週に1回　5〜7症例
情報共有と方針検討
病態・治療経過・予後、骨転移部骨折リスク・脊椎不安定性、
疼痛コントロール、身体機能・移動手段、ニーズ、社会資源など

図 1. 順天堂医院における骨転移診療

クを最小限にできる動作を検討・指導するリハビリテーションの実践が求められている．本稿では，骨転移診断時から治療中・後，療養生活を支援する時期において，患者の活動を維持するために実践しているリハビリテーションについて，理学療法士の立場から述べ，今後の課題について考えたい．

骨転移患者に対するチームアプローチの流れ
（順天堂医院実践例）

1．SRE チームの構成

当院では骨転移患者に対する診療体制として，2011 年にSRE チームを立ち上げた（図1）．運用メンバーは腫瘍整形外科医・リハビリテーション医・理学療法士・作業療法士である．診療科医師または看護師より，腫瘍整形外科またはリハビリテーション科への診察依頼，あるいは電話やメールのホットラインにてチーム介入依頼がある．連絡のあった患者をチーム対象患者として登録し，腫瘍整形外科医は画像診断を行い，手術療法，放射線療法などの適応について診療科と迅速に相談連絡し，方針を決定する．安静度・活動度，疼痛コントロールについても随時連絡を取り合う．

2．回　診

週に 1 回，SRE チームで回診を行い，身体状況と患者のニーズを確認する．主診療科・病棟看護師が回診に同行し，治療方針や安静度，特に食事や排泄の姿勢・動作について具体的に検討を行うこともある．リハビリテーションはSRE チームへの連絡と同時に介入を開始していることが多いが，回診時の身体評価により，リハビリテーションの開始を検討することもある．

3．カンファレンス

そして 2・3 週間に一度，診療科・看護・緩和ケアチーム・放射線科・歯科口腔外科・ペインクリニック科・医療福祉相談室など関連部署が一堂に会してカンファレンスを行っている．

カンファレンスにおいては，主診療科医は，入院までの経過・現在の身体状況・治療方針・治療効果判定を，腫瘍整形外科医は骨転移部の画像所見・神経症状の原因・骨転移部の治療方針を，療法士は身体機能評価（筋力，感覚，日常生活活動作能など）についてビデオ画像を用いて提示する．緩和ケアチームは痛みの評価とコントロール状況について報告する．看護師は病棟での患者の活動，痛み，訴えについて，また今後希望されている生活について患者・家族から聴取している情報を報告する．歯科口腔外科医は歯科治療の状況を報告し，骨修飾薬の開始可能時期について言及する．それぞれの報告にて現症，生命予後，機能的予後，患者・家族のニーズについて情報を共有し，治療方針と療養生活の支援について検討する．

チームアプローチにおけるリハビリテーションの役割は，治療中・後の生活において SRE の発生・増悪のリスクを最小にいかに活動を維持するかということである．骨転移診断から療養生活にいたる各時期において，我々が実践しているリハビリテーション評価とアプローチについて紹介する．

骨転移患者に対するリハビリテーション評価

1．基本情報収集

まず患者の全身状態を把握するため，原発巣のステージ，転移部位，治療経過（手術療法，放射線療法，ホルモン療法，化学療法，骨修飾薬，鎮痛薬），骨転移の画像所見，血液データ（血清カルシウム値，C-reactive protein：CRP，lactate dehydrogenase：LDH，血清アルブミン値，血小板数，総ビリルビン値など）について情報を収集する．リハビリテーションの目標設定とプログラム立案には生命予後および機能的予後の見通しが重要である．生命予後については，骨転移を有する患者の予後予測として作成された評価法である新片桐スコア[10]や徳橋スコア[11]による予測，および主診療科の見解を把握しておく．機能的予後は，骨転移病変による機能変化だけではなく，栄養状態，呼吸機能，悪液質の評価も重要である．悪液質の評価として，CRP，血清アルブミン値，体重減少の有無を把握しておく．

2．骨転移部の SRE リスク評価

脊椎不安定の評価として，骨転移の部位，疼痛の程度，転移分類，脊椎アライメント，椎体破壊の程度，椎体後側方の要素についてスコア化する Spinal Instability Neoplastic Score（SINS）のスコア[12]を確認する．このスコアは整形外科手術を検討する際の目安として使用されるが，リハビリテーションにおいてはリスクを軽減する動作を検討するうえで役立つ．

長管骨では，転移部位，疼痛の程度，骨転移分類，骨の横径に対する病変の割合から骨折リスクをスコア化する Mirels Score[13]を確認する．この

スコアも，骨折リスク軽減のための動作における荷重度を検討する基準となる．

3．疼痛評価

リハビリテーションにおいて筋力や動作能力を評価する前に，疼痛の部位，性状，経過について情報を収集しておくことが大切である．安静時の疼痛の有無，疼痛で睡眠が障害されているか，動作時痛はどのような姿勢・動作で誘発されるか，鎮痛薬の効果はあるかの情報を得ておく．そして身体機能評価において，どのような動作で疼痛が変化するかを評価する．

疼痛評価は，Numerical Rating Scale（NRS）や Faces Pain Scale（FPS）を用いる．医師，看護師，療法士が同じ評価法を用いて，経時的に評価することが重要である．疼痛には骨転移に起因しない変形性関節症や肩関節周囲炎，不動による筋・関節痛であることもあり，痛みの性状を注意深く評価し，整形外科医に診断を仰ぎ，適切な運動指導に繋げることが重要である．

4．身体機能・生活機能評価

1）可動域

まず全身の関節の可動域に制限がないか評価する．疼痛による可動域制限，不動による関節拘縮，骨盤などの骨外腫瘍による可動域制限などを注意深く評価する．

2）筋　力

次に四肢体幹の筋力を徒手筋力検査にて評価する．筋力低下の原因として脊椎転移による脊髄圧迫・浸潤，脊髄転移，脳転移，腫瘍圧迫による末梢神経障害，化学療法副作用による末梢神経障害，放射線療法による末梢神経障害，廃用性筋力低下などが考えられる．脊椎転移による脊髄圧迫や浸潤による筋力低下は，手術療法，放射線療法，ステロイド治療，化学療法などの治療による変化を，リハビリテーションにおいて日々評価することが重要である．脊椎転移による麻痺に廃用性筋力低下が重複していることが多く，治療効果による麻痺改善について見極めることがその後の治療方針と実用的な移動手段の検討に繋がるため，こ

の筋力変化の診療録記載やカンファレンスでの報告はチームアプローチにおいて重要な役割を果たす.

また握力は全身の骨格筋量の指標となるため，経時的に計測する．担がん患者は治療による全身体力消耗や悪液質などにより全身的な骨格筋量減少や出力低下をきたしていることが多く，体組成計により筋肉量を評価できることが望ましいが，握力はベッドサイドにおいて簡便に測定できるため有用である.

3）感 覚

表在感覚と深部感覚の変化を経時的に評価することは，筋力と同様に治療効果による麻痺改善を見極める指標となる．下肢の深部感覚障害の評価は，歩行バランスの評価に繋がり，歩行補助具選定のために重要である．関節位置覚テスト，振動覚テスト，ロンベルグ試験，四肢の協調性テストを経時的に評価する.

4）バランス

バランスの評価は座位，立位，セミタンデム位，タンデム位，片脚立位の保持を評価する．骨転移患者におけるバランス障害の原因は，脊椎転移による深部感覚障害，筋力低下が原因であることが多いが，リハビリテーション評価によるバランス能低下の発見から脳転移診断に繋がることもある.

5）日常生活動作能力

起居動作，移動，更衣，食事などの基本的日常生活動作能力は，当院では Barthel Index（BI）で経時的に評価している．Miyata らが開発した Cancer Functional Assessment Set（cFAS）[14]は，前述した関節可動域，筋力，感覚，バランス，起居動作，移動能力，活動範囲を網羅したがん患者の機能評価ツールであり，骨転移患者においても有用である.

高齢者においては，適切な介護支援を検討するために認知機能の評価も必要である．3語の即時再生，遅延再生と時計描画による認知機能のスクリーニング検査である Mini-Cog を実施し，認知症疑いと判定されれば Mini-Mental State Exami-nation を実施する．買い物，食事の準備，服薬管理，金銭管理などの手段的 ADL を入院前にできていたかどうか，また退院後に可能かどうかの評価は在宅支援の情報となるため重要である．当院では Lawton と Brody による尺度[15]を用いて評価している．特に独居の患者の在宅支援においては，欠かせない情報となる.

骨転移患者に対するリハビリテーションアプローチ

骨転移患者に対するリハビリテーションアプローチにおいては，骨折と神経症状のリスクを最小限にする姿勢・動作指導と廃用性筋力低下を防止する筋力トレーニング，可動域練習が主となる．骨転移の部位別に，特に活動性低下を招きやすい脊椎転移を中心にリハビリテーションアプローチを紹介する.

1．脊椎転移

リハビリテーション開始時の脊椎転移の患者の病態は，主に下記の3つに分類される．疼痛や麻痺の症状はなく画像上で骨転移と診断された病態，麻痺はみられないが疼痛があり画像上で骨転移による切迫麻痺と診断された病態，痛みと麻痺が出現しており画像上骨転移と診断された病態である.

1）疼痛や麻痺の症状なし

疼痛・麻痺の症状がなく，骨の安定性が保たれている場合は，骨転移に対して手術療法や放射線療法は適用されず，リハビリテーションにおける動作指導が主のアプローチとなる．脊椎を屈曲，回旋または過度に伸展する動作を避ける起き上がり，立ち上がりの動作方法を指導する．特に洗面動作，洗髪動作，床の物を拾う動作は脊椎骨転移部への荷重・歪みが大きい動作のため，脊椎を屈曲・回旋しない動作方法の指導を行う．また四肢骨の転移の有無を確認したうえで，大腿骨に問題がなければ脊椎に負担のかからないつま先立ちやスクワットの筋力トレーニングを，大腿骨に問題があれば座位や臥位での等尺性トレーニングを指導する．いずれもゆっくりと性急に行わないよう

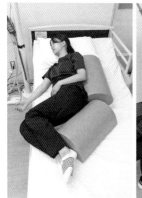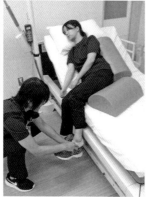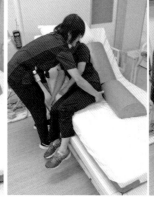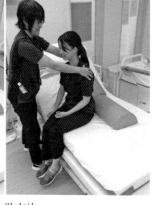

a | b | c

図 2. 疼痛・血圧・疲労度を考慮した起居動作・靴着脱の介助方法
a：脊椎に捻れが生じないよう，側臥位でポジショニング
b：側臥位からベッドアップし，疼痛を評価しながら足を下ろし，その姿勢で靴の着脱
c：疼痛を評価しながら，脊椎に捻れが加わらないように起き上がりを介助

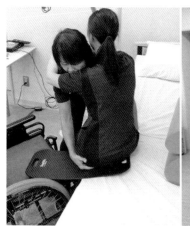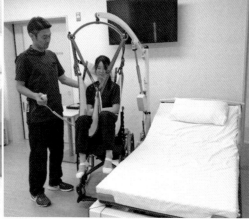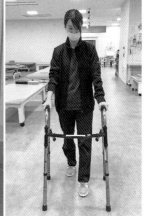

a．トランスファーボード　　　　　　b．介護リフト　　　　　　c．ピックアップ型歩行器

図 3. 骨転移患者の活動支援に有用な福祉機器

指導する．

2）切迫麻痺

　疼痛があり麻痺がみられないが切迫麻痺と診断された患者は，脊椎不安定性の評価により手術療法，放射線療法が検討される．治療中の安静度は，活動を維持するために疼痛が増強しない範囲で歩行可の指示となることが多いが，転倒防止のため歩行器の使用を指導する．そして切迫麻痺からの症状の変化を注意深く評価することが，リハビリテーションに求められる．疼痛の増強や感覚障害，筋力低下がみられれば直ちに看護師，診療科医，SRE チームに報告し，安静度の変更を検討する．疼痛の改善がみられれば，臥位・座位・立位での筋力トレーニングを進める．患者は疼痛の改

善により，動作への注意が欠如しがちであり，今後の生活において脊椎に負荷・歪み・捻れを最小限にする動作を継続することを指導する必要がある．

3）痛みと麻痺が出現している

　痛みと麻痺が出現している患者は，緊急手術あるいは緊急照射が検討される．治療中後の安静度は，基本はベッド上安静で検査・放射線療法時の移動はストレッチャーとなるが，廃用症候群・誤嚥予防の観点から，食事時のベッドアップ姿勢を病棟看護師とともに検討することが重要である．また，ストレッチャーでリハビリテーション室に移動し，傾斜台での立位練習を開始し，大腿四頭筋や下腿三頭筋の収縮練習も実施する．脊椎の除

圧固定術が行われた場合は，疼痛を評価しながら座位・立位練習を速やかに進め，放射線療法のみが行われた場合は照射終了とともに座位練習を進めることが多い．

初めて座位になるときは疼痛増強と血圧低下に注意が必要である．脊椎のアライメントに注意して側臥位からベッドアップし，足を下ろして疼痛と血圧，また疲労度を評価しながら，座位への起き上がりを進める（図2）．

筋力・感覚評価により麻痺の改善が良好で，座位が安定している場合は，立位・歩行練習を進める．運動麻痺，感覚麻痺が残存する場合は，関節可動域練習と自動介助運動による筋力トレーニングを進めると同時に車椅子移乗練習を適切な福祉機器を検討しながら進める．重度の麻痺が残存する場合は，トランスファーボードやリフトの使用を検討する（図3-a，b）．

骨転移の部位と状況によりフィラデルフィアカラー，頚胸椎一体型装具，ジュエット型装具，ダーメンコルセット，硬性コルセットが処方される場合があるが，いずれも装着する際に脊椎に捻れや歪みを起こしやすいため，装着方法を患者・家族に看護師とともに指導することが重要である．

手術療法，放射線療法による疼痛の変化について多職種で情報共有し，鎮痛剤の種類・投与量・投与頻度が検討されるが，リハビリテーション時の疼痛について回診・カンファレンスで報告し，リハビリテーション前のレスキュー使用について適宜検討している．

2．仙骨・骨盤転移

仙骨転移・骨盤転移に対しては，放射線療法と鎮痛剤による疼痛緩和を主として治療が検討される．仙骨転移・坐骨転移では座位での荷重，寛骨臼転移では立位での荷重で疼痛が増強するため，臥床時間が長く，廃用性筋力低下を引き起こしやすい．寛骨の骨外腫瘍が大きく，股関節の可動域制限を引き起こしている場合もある．放射線療法による骨外腫瘍の縮小，疼痛の軽減を期待し，疼痛を増強しない範囲での可動域練習と殿筋・大腿

四頭筋・下腿三頭筋の等尺性筋力トレーニングを継続する．疼痛の軽減がみられれば，座位・立位の練習を進める．仙骨転移の座位での疼痛軽減には難渋することが多く，腹臥位にてベッドから下肢を下ろして立ち上がるなど座位を経由しない動作の検討も必要となる．骨盤転移で歩行練習まで可能な場合は，ピックアップ型または交互型歩行器にて骨転移側免荷の立位歩行練習を進める（図3-c）．

3．大腿骨転移

1）手術療法

大腿骨転移は骨折のリスクが高いと判定された場合，髄内釘や腫瘍用人工骨頭の手術療法が適応となる．手術した場合は，荷重が可能となり，歩行練習をスムースに開始できることが多い．

2）手術療法以外

予後，全身状態，患者家族の希望などの検討により手術療法が選択されなかった場合，骨折リスクを最小にする介助方法・動作方法を指導する．車椅子移乗動作においては，転移側への免荷を考慮した座面の高さ，介助バーの位置，車椅子の配置を検討する．

3）歩行練習

免荷歩行練習においては，骨盤転移の場合と同様に，ピックアップ歩行器または交互型歩行器が有用である．

4．上腕骨転移

1）手術療法

上腕骨転移は大腿骨と同様に骨折リスクが高い場合，髄内釘や腫瘍用人工肘関節置換術などの手術が適応となる．手術した場合は，関節可動域練習，筋力トレーニングから開始し，更衣動作などの日常生活活動作練習を進める．

2）手術療法以外

大腿骨転移と同様に手術療法が選択されなかった場合は，上腕骨に捻れが生じやすい禁忌動作を説明し，姿勢変換動作や更衣動作を指導する．疼痛が強い場合は，更衣動作自立は難しく，介助者への指導を行う．

3）歩行練習

脊椎・骨盤・大腿骨転移に上腕骨転移が合併している場合，骨転移側上肢支持での免荷歩行練習は困難なため，一側上肢支持での立位バランスについて十分に評価して歩行練習を検討する．

骨転移に対する治療方針の決定とリハビリテーション

骨転移に対する治療として外科的治療，interventional radiology；IVR（セメント充填，塞栓，動注など），放射線療法，抗がん剤，骨修飾薬投与，鎮痛薬投与が挙げられ，全身状態，予後，患者・家族のニーズなどを勘案して治療方針が決定される．骨転移部の安定性，SRE のリスク軽減の観点からは外科的治療の選択が考えられるが，多面的な判断により保存的療法とリハビリテーションが選択されることも多い．分子標的薬や放射線療法の効果が期待でき保存的療法が選択された場合，その効果が現れるまでに SRE を生じず，廃用症候群をきたさないことがリハビリテーションに望まれる．一方，保存療法による腫瘍制御は難しく，骨転移による疼痛増悪や麻痺の進行をきたす場合もある．この場合は，患者家族の離床や在宅生活のニーズをチームで確認し，鎮痛薬投与について経路（経口，経静脈，経皮，硬膜外）と種類（NSAIDs，麻薬）を検討し，患者・家族のニーズである活動を支援することがリハビリテーションの役割となる．

急性期治療後の生活に合わせた日常生活動作指導

骨転移の診断から治療に合わせて，姿勢動作指導および筋力トレーニングを行うと同時に，その後の生活を想定してリハビリテーションプランを考える必要がある．想定される生活として，自宅に退院し外来にて治療を継続する生活，自宅に退院し訪問診療にてベスト・サポーティブ・ケアを受ける生活，緩和ケア病床または療養病床での生活などが考えられる．自宅退院においては，退院時の移動手段，自宅ベッドまでの導線とマンパワーを把握し，移動方法を検討する．自宅の見取り図を確認し，玄関から居室，居室からトイレ，居室から浴室の導線を想定した移動練習を行う．前述のトランスファーボード，リフト，歩行器など，適切な福祉機器の選定も必要である．また，通院時の移動手段を検討しておくことも重要である．認知能力が低下している高齢者においては，SRE のリスク管理は難しく，家族への十分な指導が必要であり，入院中に指導の機会を作る．緩和ケア病床や療養病床に転院する場合も，車椅子移乗や歩行の活動が維持されるよう，患者・家族への指導を退院時と同様に行う．

在宅療養へ移行する際の地域連携

当院では在宅療養のためのケアマネージャーとの連絡は，病棟担当看護師，退院支援部門看護師，または緩和ケアチーム看護師が行う．情報伝達の重複を避け，窓口は1つとし，リハビリテーション評価から推奨する福祉機器，患者の手段的ADL の情報などについては，看護師からケアマネージャーに連絡している．SRE 発生リスクを最小限にする動作については紙面にて報告しているが，できれば訪問リハビリテーションにて，その動作方法が実際の自宅で活用できるかどうかの確認と指導が行われることが望ましいと考えている．また治療後の機能回復に合わせたリハビリテーション内容の変更，あるいは病状進行による機能低下に合わせた姿勢運動管理をお願いできるように，予測できる機能経過について情報提供を行っている．

おわりに

順天堂医院において行っている骨転移を伴う患者に対するリハビリテーションアプローチについて述べさせていただいた．

この5年間で分子標的薬，免疫チェックポイント阻害薬の適用により，骨転移患者の生命予後が延長し，リハビリテーション開始時に身体機能の回復が困難と予測された患者も，治療により劇的

な機能的改善を認め，活動を維持する症例を経験してきた．その一方で病状の進行により生命予後が限られた中で，活動の維持を希望する患者・家族に寄り添ったアプローチを実践することも経験してきた．今後さらに，ゲノム情報を活用したテーラーメイドのがん医療が進歩することが予測される中で，骨転移を伴う患者の生命予後および機能的予後を迅速に把握し，患者1人ひとりに合わせたテーラーメイドのリハビリテーションを展開することが課題と考える．

文　献

1) 辻　哲也：がんサポーティブケアのいま・これから　がんのリハビリテーション診療の現状と展望．新薬と臨牀，**68**(8)：1042-1050，2019.

2) 高木辰哉：転移性骨腫瘍の診療戦略．*Jpn J Rehabil Med*，**53**：551-559，2016.

3) 大森まい子：がんのリハビリテーショントピックス―"prehabilitation"，骨転移―．*Jpn J Rehabil Med*，**54**：36-45，2017

4) 中田英二ほか：骨転移診療システム―脊椎転移による麻痺や廃用症候群予防を目的とした取り組み―．関節外科，**35**：374-387，2016.

5) 高木辰哉，北原エリ子：骨関連事象カンファレンス．大森まいこ（松本真以子）ほか（編），骨転移の診療とリハビリテーション．pp.186-189，医歯薬出版，2014.

6) 高木辰哉：がん骨転移に対する包括的診療―職種・診療科横断的アプローチ―．整・災外，**62**(7)：851-861，2019.

7) 篠田裕介：転移性骨腫瘍のリハビリテーション医学・医療―最期まであるくためのリハビリテーション．医のあゆみ，**264**：1271-1278，2018.

8) 日本臨床腫瘍学会（編）：骨転移診療ガイドライン，第1版，pp.52-53，南江堂，2015.

9) 日本リハビリテーション医学会（編）：がんのリハビリテーション診療ガイドライン，第2版，金原出版，2019.

10) Katagiri H, et al：New prognostic factors and scoring system for patients with skeletal metastasis. *Cancer Med*，**3**：1359-1367, 2014.

11) Tokuhashi Y, et al：Outcome of treatment for spinal metastases using scoreing system for preoperative evaluation of prognosis. *Spine*, **34**：69-73, 2009.

12) Fisher CG, et al：A novel classification system for spinal instability in neoplastic disease；an evidence based approach and expert consensus from the Spine Oncology Study Group. *Spine*, **35**：1221-1229, 2010.

13) Mirels H：Metastatic disease in long bone；a proposed scoring system for diagnosing impending pathologic fractures. *Clin Orthop*, **249**：256-264, 1989.

14) Miyata C, et al：Cancer Functional Assessment Set：a new tool for functional evaluation in cancer. *Am J Phys Med Rehabil*, **93**(8)：656-664, 2014.

15) Lawton MP, Brody EM：Assessment of older people： Self-maintaining and instrumental activities of daily living. *Gerontologist*, **9**：168-179, 1969.

MB Med Reha **No.247**：43-49, 2020

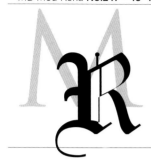

特集／緩和ケアとQOL
　―リハビリテーション医療現場でどうアプローチするか―

活動を維持するために：呼吸困難・疼痛を有する患者への対応

島﨑寛将*

Abstract　呼吸困難や疼痛はがん患者の多くが経験する症状であり，生活に大きな制限をきたす．呼吸困難や疼痛は，主観的な苦痛であるために同じ強さの症状であっても，その苦痛の程度は個々によって異なる．また，精神心理面や環境的要因によってもその閾値が左右される．呼吸困難や疼痛の症状緩和，生活の再建にリハビリテーションは有効である．リハビリテーションに重要なことは，それぞれの症状が生活に与える影響を評価するとともに，個々の患者に合った症状への対応を患者とその家族が具体的に理解，イメージでき，希望する療養場所でそれぞれの生活を再建できるよう支援することである．

Key words　症状に関する評価（assessment of the symptom），生活への影響（influence on life），動作指導（exercise of the ADL），自分らしい生活の再構築（rebuilding of a new lifestyle）

緩和ケア対象者に対する活動（生活）への支援

　緩和ケア対象者に対するリハビリテーションの目的は，がんやその症状などの様々な影響がある中で，患者とその家族自身が自分らしく向き合い，生活を再構築することである．

　緩和ケア対象者は，がん性疼痛や呼吸困難など何らかの身体症状や精神症状を複数かつ同時に呈していることが多い．また，病態が進行した患者においては，体力消耗状態にあり，余命が限られた中で，いかに対象者とその家族自身が自分らしいと思える時間・生活をより多く持つことができるかが重要となる．そのため，リハビリテーションにおいては，患者が抱える病態や症状に合わせた支援と患者・家族の死生観や病気に対する向き合い方，要望などを考慮し，その時々で様々な変化に柔軟に対応する必要がある．

呼吸困難

　呼吸困難は，患者の活動性（生活）を大きく制限する因子の1つである．また，呼吸困難は息苦しさや息切れなどによって動きを制限するだけでなく，患者の心理的な不安を助長するなど精神心理的にも制限となる．

　呼吸困難は患者の主観的な症状であるため，その日の体調や精神心理面などによっても影響を受ける．そのため，夕方や夜間など患者が孤独を感じやすい時間帯においては，その症状が強く現れる場合もある．

1．評　価

　呼吸困難の評価は，Numerical Rating Scale（NRS）やVisual Analogue Scale（VAS），modified Borg Scale（mBS）などがある．呼吸困難は主観的な症状であるために必ずしも動脈血酸素飽和度（SpO_2）の値と一致しないこともある．また，呼吸困難の増強は患者の不安が助長されやすいため，

* Hiromasa SHIMAZAKI，〒584-0082　大阪府富田林市向陽台1-3-36　大阪府済生会富田林病院リハビリテーション科，技師長

表 1. 体動時（労作時）呼吸困難の評価のポイント

① 呼吸困難を増強させる動作・日常生活活動は何か
② 動作・活動のどの場面・どのタイミングで呼吸困難を感じるか（具体的に）
　　例：起き上がって立ち上がったとき，歩き出して3分ほど経った頃　など
③ 同じ動作・活動で毎回呼吸困難が生じるのか，ムラがあるのか
　　例：リハビリテーションでするときはしんどくないが，普段自分でしようとすると苦しくなる　など
④ 呼吸困難が生じる際の共通性はあるのか（時間帯，面会者の有無など）
　　例：朝も昼も夜もこの動作をすると呼吸が苦しくなる　夜になると苦しくなる　など
⑤ 呼吸困難の軽減に効果的なものはあるのか
　　例：TV や音楽をかけながらだと少し楽に感じる　など
⑥ 動作・活動後に生じた呼吸困難がどれくらいの休憩で回復してくるのか
　　例：座って休憩すると1分ほどで治まってくる　机に手をついて3分ほど休むと呼吸困難は楽になる　など

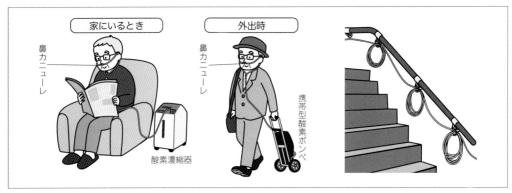

図 1. 生活環境に合わせて環境整備

（岡田 忍（監修）：看護のための症状 Q&A ガイドブック，サイオ出版，2016／独立行政法人環境再生保全機構：在宅酸素療法のスムーズな導入・継続のために，2016.〔https://www.erca.go.jp/yobou/zensoku/sukoyaka/48/medical/medical02.html〕を参考に作図）

評価は患者が答えやすく，主観的な症状の変化を表現しやすいものを用い，多職種で共有するのが良い．また，呼吸困難がどのような活動・生活に制限を与えているのか，安静時や体動時などの違いを含め，みていく必要がある（**表1**）．

2．呼吸困難に対する緩和治療

呼吸困難に対しては，その原因が明らかであり治療が可能な場合には直接的な治療を行うことが症状の緩和につながることがある．また，原因が明らかでない場合や治療が困難である場合には，対症療法として酸素療法や薬物療法，動作指導（リハビリテーション）などがある．一般的には呼吸器系疾患や呼吸リハビリテーションに準じた対応を行うが，薬物療法においては呼吸困難の緩和を目的にオピオイド製剤（モルヒネなど）を用いることがあり，リハビリテーション場面でレスキューとして使用する可能性も含め，疼痛以外に

オピオイド製剤が呼吸困難の緩和に用いられることをリハビリテーション職種も知っておくことは重要となる．

3．呼吸困難に対する動作指導

呼吸困難を有する患者は，酸素療法を行いながらの生活を強いられることが多く，カニューレが活動を制限する因子ともなり得る．そのため，患者の ADL 能力や活動範囲などに応じて，酸素濃縮器や酸素ボンベ，カニューレの長さなどの環境を整備し，長い場合は動作の邪魔にならない程度にカニューレをS字フックなどに引っ掛けるなど，患者自身がカニューレの管理を行いやすいように環境を整えておくことも重要である（**図1**）．

また，起居や排泄，飲食など腹圧をかけたり，息を止めたりするような動作や上肢を挙上して動かす動作は，呼吸困難を増強しやすい．動作は「できるか，できないか」ではなく，「余裕を持ってで

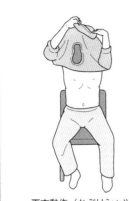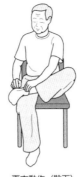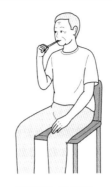

更衣動作（かぶりシャツ）
・両上肢の袖を通し，肩口まで上げておく．
・その後，鼻から息を吸って，ゆっくりと吐きながら首を通す．

更衣動作（靴下）
・椅子などに座って，鼻から息を吸って，ゆっくりと吐きながら片方の下肢を反対の大腿に乗せて靴下を履く．反対側も同様に行う．
・姿勢は，体幹を起こし，腹圧をかけないようにする．

整容動作（歯磨き）
・肘をあげずに，小さい範囲で歯ブラシを動かす．
・洗面所で，椅子などに座って行う．
・電動歯ブラシが便利なときもある．

図 2．呼吸困難を有する患者の日常生活動作の工夫

（小林　毅：呼吸困難に対するリハビリテーションの効果．日本がんリハビリテーション研究会（編），がんのリハビリテーションベストプラクティス，p.214，金原出版，2015．より引用）

きること」が大切になる．呼吸法を指導するとともに，動作に余裕を持ち，焦らず呼吸法を意識しながら動作を行うことを指導すると良い．

1）起居動作

腹筋を使ってまっすぐ起き上がるのではなく，電動ギャッジアップ機能を用いたり，側臥位を経て上肢でベッドを押し，起き上がるような動作を身につける．

2）立ち上がり

ベッドの高さを少し高めに設定し，必要に応じて介助バーを取り付けるなど，力まずとも立ち上がることができるよう調整する．

3）移　動

呼吸困難が強い患者では，車椅子操作は上肢を繰り返し使用するため，症状を増悪させる可能性もある．できる限り余裕を持ち，上肢を強く支持せずとも移動できる手段が望ましく，院内などであればU型歩行器などを使用し上肢を軽く歩行器に乗せて肩甲帯周囲をリラックスして移動できるようにする．

4）更衣や靴の着脱

上衣は特にかぶりシャツなどで息を止めてしまうと呼吸困難をきたしやすい．頭を通すときは，その前に呼吸を整え，息を吐きながら頭を通すようにする．また，下着などと合わせて着用する場合は，衣服を重ねて一度の動作で着衣できるようにする工夫も有益である．下衣の着脱や靴の着脱の際，伏せて足元へ手を伸ばしたり，足を抱えて腹圧がかかるような姿勢になると呼吸困難をきたしやすい．腹圧がかからないよう足を組んで行うようにする（図2）．

5）食事や歯磨き

上肢を挙上し繰り返し動かすと呼吸困難をきたしやすい．動作をする際に上肢を持ち上げず肘の動きで代償したり，机や壁に肘をつき上肢を常に持ち上げておかなくても良いようにし，動作を行うようにする（図2）．

4．呼吸困難を持つ患者の環境調整

先に述べたとおり，呼吸困難は主観的な苦痛であり，精神心理面の影響も大きい．そのため，患者にとって安心できる環境や気分の転換がはかれる環境など，個々の患者に有益な環境を探し調整をはかることが重要となる．

具体的には，音楽を流す，室温を低めに設定する，風の流れを感じられるようにするなどの方法がある（図3）．個々の患者が呼吸が楽になると感じられる対応策を見つけていくことが重要であり，このような環境が患者自身が穏やかに過ごせることにもつながり，ひいてはそれが呼吸困難の軽減にもつながる．

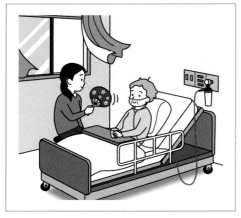

図 3.
（日本緩和医療学会緩和ケア研修
e ラーニング資料を参考に作図）

疼　痛

疼痛はがん患者が経験する最も多い症状の1つである．がん患者が経験する疼痛には，①がんによる疼痛，②がん治療による疼痛，③がんやがん治療と直接関係のない疼痛がある．疼痛に対する治療は，その原因に合わせて放射線治療や医療用麻薬を用いた薬物療法などが行われるが，リハビリテーションによる物理療法や動作指導なども有効な手段となり得る．

1．評　価

疼痛の評価としては次に挙げる9つの点でみることが大切になる．

① 日常生活への影響
② 疼痛のパターン
③ 疼痛の強さ
④ 疼痛の部位
⑤ 疼痛の経過
⑥ 疼痛の性状
⑦ 疼痛の増悪因子・軽快因子
⑧ 現在行っている治療の反応
⑨ レスキュー・ドーズの効果と副作用

ここでは日常生活動作の面からみた評価のポイントを述べる．

1）日常生活への影響をみる

疼痛によって日常生活がどの程度制限されているのか，またどのような活動に制限をきたしているのかは疼痛の評価において重要なポイントである．疼痛もまた主観的な症状であり，NRSなどで得られた数値は患者間で比較できるものではなく，同じ5/10と答えていても日常生活は支障なく行えている患者もいれば，疼痛によってベッドから動けない患者もいる．そのため，NRSなどで客観的に評価し，投薬の効果などを評価することも大切であるが，一方で，その疼痛が日常生活にどの程度影響を与えるものなのか評価することが大切になる．

2）体動時痛に注目する

リハビリテーションを実施するうえでリスクとして考慮すべきは病的骨折である．病的骨折を予防するためには，疼痛は重要な評価であり，とりわけ骨転移に伴う疼痛は患部にストレスが加わることによって生じることから，疼痛が生じる姿勢・動作の動きに着目し，体動に伴うストレスの増減が，疼痛の増悪・軽快因子に関連しているのかをみることが骨転移のリスク管理につながる．

3）病態の進行や治療効果を日常生活から評価する

疼痛に対して放射線治療や薬物療法を行うことで，「疼痛によりできなかった動作ができるようになった」「以前より長い時間座れるようになった」など日常生活においてその改善を客観的に評価することができる．そのため，動作において「何分ぐらいで痛みが誘発されるのか」「疼痛なく何m歩けるのか」「1日の中でどれくらい起きて活動できたのか」といった客観的な情報を評価し，記録に残しておくことは重要である．また，これらの評価は，患者の病態・症状の増悪時にその変化を評価する有益な情報ともなり得る．

2．疼痛を有する患者への日常生活における対応

先に述べたように疼痛に対する放射線治療や薬物療法といった緩和治療は重要である．一方で，個々の患者によって生活スタイルは様々であり，日常生活においてはその個々の生活スタイルに合わせた細かな配慮，対応が重要となる．

骨転移に伴う疼痛がある患者に対して装具療法を行うが，では実際にどのタイミング・姿勢で装具を装着するのか，また，そのために装具は普段

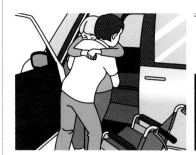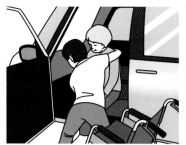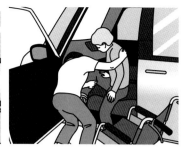

図 4. 車に介助で乗る方法(先に腰かけて乗る方法)

はどこに置いておく必要があるかなど，環境設定や実際場面を患者自身がより具体的にイメージできるかが大切になる．具体的にイメージできていないと，リスクの高い動きを避けるために装具を装着するにもかかわらず，その装具を手に取るためにわざわざ危険な動作をしてしまうといったことにもなってしまう．そのため，患者自身が自分の置かれた環境の中でどのように動き，どのように対応すれば良いのか，また，なぜそのようにする必要があるのかを理解し，イメージできていることが大切である．

また，レスキューで使用する薬剤の剤形をどのように設定するかなど，医療者が行う処方や処置なども日常生活には影響を与える．例えば，仕事を継続している患者などでは通勤や仕事の合間でレスキューを使用する際に，場合によっては水薬であるほうが利便性が高いという場合もある．そのため，それぞれの生活スタイル・ニーズに合わせた対応を患者・家族，医療チームで話し合いそれぞれに合った対応を見つけていくことが大切になる．

疼痛・呼吸困難に配慮した
在宅療養に向けた移行支援

在宅への退院に向けて，「最低限必要なこと」と「退院後に対応・調整が可能なこと」を分けて準備を進めることは重要である．緩和ケア対象者はその病態の変動が大きく，時期を逃すと退院に至らぬまま最期を迎えることもある．そのため，「最低限必要なこと」について，いかに早急に準備を整えていくかは重要になる．最低限必要なこととし

て，具体的には次に示すような点がある．

① 自宅までの移動方法
② 自宅内に入る方法
③ 移動方法(屋内外)
④ 安楽に過ごせる場所・姿勢の確保
⑤ 最低限求められる ADL 能力

また，病期が差し迫った患者においては，想定していた病態が大きく悪化する可能性もある．そのため，病態が大きく増悪した場合でも，希望があれば退院できるようにストレッチャーなどの方法も準備を進めておくなど，前日まで調整ができるように想定の幅を広く持って準備しておくことが求められる．

① 自宅までの移動方法の選択

自宅までの交通手段としては，公共交通機関も考えられるが，緩和ケア対象者の多くは自家用車またはタクシー，介護タクシー(有料)などを利用することが多い．

一般の乗用車やタクシーを利用する場合は，乗降方法を確認，練習しておく必要がある．立位でのバランスが不安定な場合，乗車の際は座席に先に腰をかけ，座った状態で足を車内に入れるようにする(図4)．また，手すりが必要な場合はドアの窓を開けておくと掴みやすい．

疼痛がある患者では，乗車中の振動や衝撃が疼痛を誘発する場合があり，運転手ともその情報を共有しておくと良い．また，座位で疼痛が誘発される場合は，乗車中の姿勢も考慮しておく．ファーラー位であれば助手席，側臥位であれば後部座席に横になる形を想定し準備を進めることが多い．

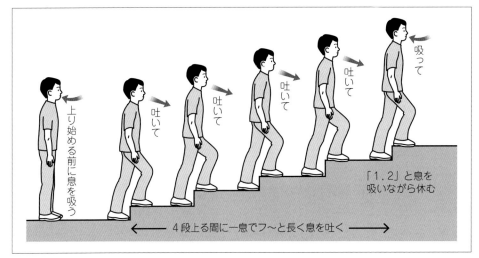

上り始める前に息を吸う

吐いて

吐いて

吐いて

吐いて

吸って

「1，2」と息を
吸いながら休む

◀── 4段上る間に一息でフ～と長く息を吐く ──▶

図 5. 動作に合わせた呼吸法の指導
（独立行政法人環境再生保全機構：階段昇降．〔https://www.erca.go.jp/yobou/zensoku/
copd/exercise/05.html〕を参考に作図）

呼吸困難がある患者では，乗降時に呼吸法を意識し動くことを指導する．また，乗車中の姿勢は助手席またはピローなどを利用し，後部座席でも設定は可能であるが，助手席であればエアコンの風を直接顔に当てることもできるため勧められる．

② **自宅内に入る方法**

自宅に入る際に課題となりやすいのは段差昇降である．下肢に荷重時痛がある場合は，健側（痛みのない側）の下肢から昇段し，降段は患側下肢より行うよう指導をし，荷重制限などがある場合はその範囲の中で動作の可否を判断し，実際の自宅環境を想定した練習を行っておく必要がある．

また，呼吸困難のある患者に対しては，先に述べたような動作に合わせた呼吸法を指導するとともに，実際の場面で焦ったり，不安に感じたりすることで呼吸困難を強めることがないよう，動作方法や注意点などを患者・家族とも共有しておくことが大切になる（**図5**）．

もし制限が大きい場合は，全介助にてストレッチャーや車椅子などで入る方法も考慮しておく必要がある．

③ **移動方法**

退院に際し，患者は，病院玄関から車まで，車から玄関前まで，そして家屋内と，病院内とは異なる応用歩行が求められる．そのため，細かな実際の動線や休憩・座る場所などを自宅環境に合わせて患者・家族と確認するとともに，福祉用具を使用する場合は，その大きさや段差などもあらかじめ確認しておく．

④ **安楽に過ごせる場所・姿勢の確保**

布団は身体的負担が大きいため，よほどの希望がない限りは，基本的には介護用ベッドを配置する．また，ベッドだけでなく，日中ベッドから起きて過ごせる場所，安楽な姿勢を保持するためのピローなども患者によっては想定して準備しておくことが望ましい．

後者については，退院後でも調整できることでもあるが，退院後の生活，過ごし方がQOLに与える影響を考慮すると，患者・家族との関係性を構築し，生活に関する要望や病態などを把握している病院スタッフが，ある程度想定した準備を進めておくことは重要である．

⑤ **最低限求められるADL能力**

退院後の生活において最低限求められる能力は個々の患者によって大きく異なる．患者の意向や生活習慣などによっても異なるが，家族もまたそれぞれの生活スタイルがあり，それによって日中の過ごし方が大きく変わってくる．そのため，患者の意向や生活習慣のみならず，家族の職業やマンパワー，家族自身の休息時間なども考慮し，1日，1週間のスケジュールを確認しておくことが大切になる．

文　献

1) 小林　毅：呼吸困難に対するリハビリテーションの効果．日本がんリハビリテーション研究会（編），がんのリハビリテーションベストプラクティス，pp. 209-217，金原出版，2015.
2) 日本リハビリテーション医学会，がんのリハビリテーション診療ガイドライン改訂委員会（編）：進行がん・末期がん．がんのリハビリテーション診療ガイドライン第2版，pp. 257-290，金原出版，2019.
3) 森田達也ほか（編著）：患者と家族に届く緩和ケア．医学書院，2016.
4) 島崎寛将ほか（編著）：緩和ケアが主体となる時期のがんのリハビリテーション，中山書店，2013.

MB Med Reha No.247：50-57, 2020

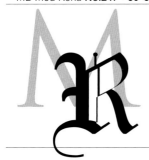

特集／緩和ケアと QOL
—リハビリテーション医療現場でどうアプローチするか—

活動を維持するために：患者・家族の精神的苦痛への対応

田尻寿子*

Abstract　緩和ケアを中心とした時期の患者・家族は，身体的機能・日常生活動作能力が低下し，仕事や家庭内での役割，趣味など大切な生活が困難となるなかで，様々な喪失体験を繰り返し，抑うつ症状をきたすなどの精神的苦痛の一因となることが多い．

リハビリテーション職種としては，喪失体験を予防・軽減できるよう，身体機能・日常生活動作(activities of daily living；ADL)・手段的 ADL(instrumental activities of daily living；IADL)を可能な限り維持・改善できる方法を提供し，喪失体験を最小限にとどめるように努力することは重要である．

それでも身体機能や ADL が低下せざるを得ないときは，対象者の主訴・希望を丁寧に聴取し，対象者にとって意味のある作業活動に焦点を当ててこまめに目標設定を行い，少し努力すれば達成可能なショートゴールを共有しながら，成功体験を積み重ねるなど対象者の意欲を低下させないような動機付けを行う．身に起こる状況の変化を諦観しながらも，何らかの希望を持ち続けられるようなリハビリテーション介入ができるよう努力したい．

Key words　喪失体験(loss experience)，トップダウンアプローチ(top-down approach)，ボトムアップ・アプローチ(bottom-up approach)，成功体験(successful experience)，意味のある作業(meaningful occupation)，動機付け(motivation)

はじめに

緩和ケアを中心とした時期の患者・家族は，様々な喪失を繰り返し，不安や抑うつなどの精神的苦痛を抱くことは想像に難くない．放射線治療や抗がん剤などの積極的な治療を継続するためには，活動性の維持・改善が重要であり，リハビリテーション介入は重要である．しかしながら，精神的苦痛により，意欲が低下し，「能動的に行うことを期待されるリハビリテーション」が膠着状態となることも少なくない．

精神的苦痛に対しては，様々な職種がそれぞれの視点でアセスメントやケアを行っている．本稿では，リハビリテーションの視点で精神的苦痛を捉え，アプローチ（治療）していくことについて，主に臨床を中心とした経験から述べていきたい．

がん患者・家族が抱く精神的苦痛とは

シシリー・ソンダース博士が，終末期のがん患者の「私のどこもかしこも悪いんです」という訴えから，その苦痛の中に4つの要素「身体的」「精神的」「社会的」「スピリチュアル」を見出し，「トータルペイン」と提唱した[1]ことはよく知られている．

その中の，精神的苦痛とは，「不安，いらだち，孤独感，おそれ，怒り，うつ状態」などであり[2,3]，実存的苦痛（スピリチュアルペイン）と相互に重なり合う部分もあると思われる．

また，NCCN のガイドラインでは，がんに関連

* Hisako TAJIRI，〒411-8777　静岡県駿東郡長泉町下長窪 1007　静岡県立静岡がんセンターリハビリテーション科，作業療法士

した心理的なストレスにより引き起こされる心理的な状況を「気持ちのつらさ（distress）」と表現しており，誰にでも起こり得る「通常反応」と抑うつ・不安などの専門的な治療が必要な精神症状とを示している[4]．

上記のような精神的苦痛により，気持ちの落ち込みや興味・喜びの減退，食思不振などが生じ，日常生活や社会的活動が困難になったり，PS（performance status）が低下し，抗がん剤などの治療が継続できなくなったりすることもある．

2002年に世界保健機関（WHO）は「緩和ケアとは，生命を脅かす疾患に直面している患者とその家族のQOLを改善する方策で，痛み，その他の身体的，心理社会的，スピリチュアルな諸問題の早期かつ確実な診断，早期治療によって，苦しみを予防し，苦しみから解放することを目標とする．」とし，患者やその家族に対して，診断後早期からの苦しみを予防し，緩和することを提言している[5]．

うつ病やせん妄など専門的な介入を必要とする場合は，リハビリテーション介入が適切かどうか精神腫瘍科・緩和医療科医師などの判断に委ねなければならないが，本稿では，精神的苦痛を生じる可能性がある，あるいは生じているがん患者・家族に対して，チームの中でリハビリテーションができることはどのようなことか？について考えていきたい．

精神的苦痛・気持ちのつらさ（distress）はどのように発生するのか〜リハビリテーションの視点：ICF・ICIDHの視点から考える〜

病状の進行に伴い，患者・家族は様々な喪失を経験する[6]．がん患者の場合，抑うつ状態は様々な喪失体験に関連して生じることの多い精神反応であり[7]，よく経験する．

リハビリテーションの場面でも，腫瘍の増大によって，機能が低下し，ADLが困難となり，社会的な役割の遂行が困難となる過程で，意欲が低下し，能動的なリハビリテーションが困難となるこ

とを経験する．また，治療がつらく，動けなくなり，廃用が進み，ますます動くことに倦怠感を強く感じてしまうという悪循環に陥ることもある．

リハビリテーションの視点で患者の病態から社会生活までを理解するモデルとしてはICFが知られている．それらの理解モデルのうち，喪失体験の過程に焦点を当てて理解するため，1980年にWHOが障害の分類試案として発表した国際障害分類（Internatinal Classification of Impairments, Disabilitiease, and Handicaps；ICIDH）により，様々な階層による機能・活動・参加が困難となることで生じる喪失体験の関連性が整理できる[8]．その過程を図1に示す．

進行がん患者の場合，脳血管疾患などの慢性疾患と違うことは，この「喪失体験」が，腫瘍による直接的な影響だけではなく，治療の有害事象によっても生じることや，進行のスピードが速い場合は，喪失体験を整理しきれないうちに次々と巻き起こることがある．喪失体験の例を表1に示す．

精神的苦痛・気持ちのつらさの評価

専門的なスクリーニング以外に，リハビリテーションにおいて簡便に評価できる方法として，「リハビリテーション総合実施計画書」を用いて聴取する方法がある．

リハビリテーションを開始するときに，表情や声のトーンなどを観察しつつ，「栄養」「睡眠」について聴取する．「食事が取れているか（食欲はあるか？）」「睡眠は良好か（不眠となっていないか？）」を確認することで，直接的に気持ちを聞くことがはばかられる場合にも，うつ病の徴候の2項目[9]を確認することができる．

「食欲があるかどうか」「睡眠をとれているかどうか」などを確認するときには，リハビリテーションを開始する準備ができているかを確認すると同時に，「抑うつ」状態の可能性があるかどうかについての予測も可能となる．

また，適応障害のスクリーニングとして使用される「つらさと支障の寒暖計」[2]10]では，気持ちの

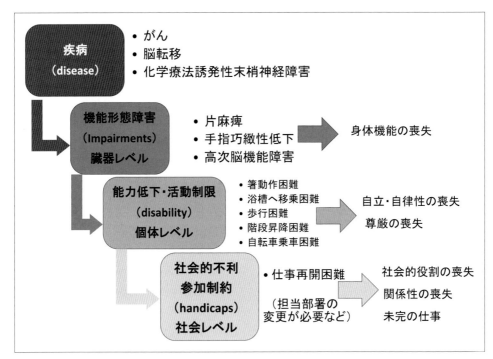

図 1. WHO 国際障害分類 ICIDH を基にした喪失体験の理解の例

表 1. がん患者が経験する様々な喪失体験と喪失感を予防・軽減するためのアプローチの例

喪失感・体験	喪失体験の具体的な例	喪失感を軽減するためのアプローチ
身体的機能	・疼痛・全身倦怠感などの症状や体力低下などにより，身体が思うように動かない ・運動麻痺・感覚機能低下など	・疼痛を引き起こさない方法や，エネルギーを温存できるような ADL 方法などを検討する ・残存機能を活かしたり，福祉用具・自助具などを導入したりするなど
自立・自律	・自分で自分のことができない，周囲に頼らなければならない	・自分でコントロール可能な方法を検討し，自分自身に対するコントロール感が得られるようにする．例えば，ナースコールを工夫する，食事動作だけは自分のペースで食べられるように自助具などを導入するなど
尊厳	外見の変容，排泄介助を受けることなど自己イメージやプライドが傷つく	・排泄動作の自立度を保つ工夫をする
社会的役割	仕事や家庭における罹患以前の役割が担えない，周囲に対して負担をかけているという思い	・調理動作など対象者が望む課題を遂行するために，最低限のエネルギーで遂行可能な調理方法を練習する ・次世代への役割を伝承するサポートをする．例えば，子どものためにレシピを作成するなど
関係性	・愛する人を残して逝かなければならないつらさ，つらさを理解されない孤立や孤独，拒否 ・外出機会の減少，個室で過ごす時間により孤独を感じること ・感謝の気持ちを伝えられていない後悔など	・体力維持や運動麻痺へのアプローチの一環として愛する人へ，遺していくメッセージやプレゼントを作成する ・リハビリテーション室は同時並行に複数の人数のリハビリテーションが実施される場合が多い．その場を，さりげなくピアサポートの場として提供する ・グループ療法の導入：所属感，連帯感を得たり，他者との交流の中から役割を再獲得したりする ・感謝の気持ちを形にする支援を行う（手紙を書く，お礼のプレゼントを作成するなど）
未完の仕事・作業	・やり残したことがある，達成できない ・家族との約束が果たせていないなど	・仕事の整理のために会社へ行くための外出のセッティングを行う ・家族との約束（行きたかった場所，行いたかったこと）などの支援を行う

つらさのために，日常生活に支障があったかどうかを確認できるため，「できる ADL」と「している ADL」とに乖離がある場合の心理的要因の関連について理解することに役立つ．

精神的苦痛・気持ちのつらさを緩和することで，意欲を高め，活動量を維持し，QOL の維持・向上を意識する

1．精神的苦痛を増強させる喪失体験を予防・軽減する

喪失体験を可能な限り軽減するために，身体機能が改善する可能性がある場合は，可能な限り身体機能の改善を目指すという意識も重要である．

例えば，脳転移が出現するとがんの進行度はステージⅣとなるが，運動麻痺などの症状が出現している場合でも，手術・放射線治療などの治療により改善する場合もある．脳外科医などに身体機能の改善の可能性などについて確認しながら介入することが必要である．

残念ながら身体機能の改善が見込めない場合は，機能の代償的な方法を模索したり，残存機能や利点などを最大限に活用したりするなどして，喪失体験を最小にするようにアプローチする．

以上のように，身体機能が能力低下や社会的不利に波及するのを極力軽減する．

喪失体験を緩和する具体的な例を**表 1** に示す

2．トップダウンアプローチ(top-down approach：目標思考的アプローチ)の割合を徐々に増やしていく

周術期など腫瘍に対する治療が奏効する時期においては，ICIDH における「機能障害(impairment)」や ICF における「心身機能・構造(body function and structures)」の要素的機能から評価・治療を開始して，ICIDH における「能力低下(disabilities)」や ICF における「活動(activities)」，ICIDH における「社会的不利(handicaps)」や ICF における「参加(participation)」への適応をはかる汲み上げ方式としての「ボトムアップ・アプローチ(bottom-up approach)」[11]の比重を多くしてアプローチすることが多い．

しかし，緩和ケアを中心とした時期などに移行すると，障害が重度で完全な治癒が見込めない場合や，課題が多すぎてすべてに対してリハビリテーションを行うと患者にとって過負荷となると予測される場合などは，患者が行いたい活動を目標に据え置き，問題点を絞り込んで介入する「トップダウン・アプローチ(top-down approach)」[11]の比重を大きくしていくほうが有効である場合が多い．トップダウンアプローチにおいて，目標を設定するときには，次の項目で述べる「意味のある作業」を用いる視点が有効である．

＜事　例＞40 代，女性．子宮頸がん鎖骨上リンパ節転移により，左腕神経叢麻痺・リンパ浮腫を呈していた．作業療法では，介入初期には，左上肢運動麻痺に対するアプローチを行っており一時的に運動麻痺は改善傾向にあった．しかし，病状が悪化し，再度運動麻痺は悪化，ADL や IADL に対して，自助具を導入したり，方法の工夫を試みながら自宅での生活を継続していた．特にお子さんに好きな食事を作ってあげたいとの思いを強く表出されており，調理の工夫などを検討していた．

しかし，さらに病状が悪化，余命 3 か月の告知があった後，泣き崩れ呆然とされて意欲を失ってしまった．残された時間がない中，リンパ浮腫に対する愛護的なアプローチを行いつつ，「お子さんへのクリスマスプレゼントを作成されながら，手のリハビリテーションをするのはいかがでしょうか？」と提案したところ，「そんなことができるのですか？」と表情に笑顔が戻った．その後は，ADL は病棟の看護師に介助してもらい，1 日 20 分程度車椅子に乗車し，力を振り絞るように母として，お子さんへのメッセージを革細工に刻印し，アルバムを作成した．お子さんが学校に通っている間，お子さんを思いながら作成する表情は，能動的で活き活きとしていた．亡くなられる 3 日前にお子さんに手渡しすることができた[12]．

3．「意味のある作業」を実現するためのアプローチ

「作業療法は，人の健康と幸福を促進するために，医療，保健，福祉，教育，職業などの領域で行われる，作業に焦点を当てた治療・指導・援助である．作業とは，対象となる人々にとって目的や価値を持つ生活行為を指す．（日本作業療法士協会：2018年）」と定義づけられている．作業には，日常生活活動，家事，仕事，趣味，遊び，対人交流，休養など人が営む生活行為と，それを行うのに必要な心身の活動が含まれる．

作業には，人々ができるようになりたいこと，できる必要があること，できることが期待されることなど，個別的な目的や価値が含まれ，それぞれの方々にとって重要な意味合いを持つ活動・作業を「意味のある作業」と呼び，作業療法を実践する際に，目標とするだけではなく，手段として活用する．また，同時に環境への働きかけを行う．

リハビリテーション開始時には，困難である「主訴」，どうなりたいかなどの「希望」の他に，今までどのような生活を大切にしており，どのような趣味があるか，興味関心のある作業活動を尋ねると，手術前で不安である，手術をしたら今までの生活がどれくらいできるのか？などの不安を抱えている方でも，急に笑顔になり趣味などの話をし始めることが多い．それらを確認することで，リハビリテーションの目標や手段として利用する「作業・活動」のヒントを得ることができる．

そして残念ながら，進行がん・終末期になり，コミュニケーションが困難になったときでも，それらの活動を医療者が認識していることで，対象者の「真のニード」により近づくことができると感じている．

＜リハビリテーション開始時の尋ね方の例＞

「趣味や，これができないとストレスが溜まる，というような活動はありますか？私たちは○○さんの今まで大切にされてこられた生活になるべく戻っていただけるように一緒に検討させていただきたく，お伺いしています」など．

4．「今がそのとき」という大事なタイミングを逃さない

進行がんにより徐々に身体機能，精神機能，体力が低下している場合，実践したいことを行動に移すタイミングが非常に重要である．「今を逃したら，もう家に帰ることができないかもしれない」「今を逃したら，温泉に行けないかもしれない」などのタイミングを見極め，実行に移すことは，とても難しいが重要である．

「行うことができた」という患者自身の満足感に加え，後に遺された家族に対しても「患者が望む活動を実行できた」という満足感は，死別後の喪の仕事を促進すると思われる．

「モチベーションを維持・高めるためのアプローチ」「動機付け」の工夫

1．「フロー」に近い状態を目指す

精力的に社会復帰を目指しているときなどに有効な理念と思われる．フロー（flow）とは「流れ」と直訳され，「行為に没頭しているときの感覚であり，他の何物も問題にならなくなる状態」と定義されている[13]．① 課題の設定の仕方：スキルがちょうど処理できる程度のチャレンジを克服できる，② 目標が明確である，③ フィードバックが適切であるなどの条件が揃ったときに，フロー状態となるとされている[14]．これらの考え方を参考にしつつ，「集中し，課題を成し遂げた後の達成感」を感じられるような課題設定とフィードバックを心掛ける．

2．「少し努力すれば達成可能なレベルの課題」を提供し，「成功体験」を積み重ね，自己効力感を高める

課題の難易度の設定は重要である．倦怠感が強いときなど，1回のリハビリテーションの時間内で成功体験・達成感が得られないと，次の日にリハビリテーションを行う意欲を削いでしまうこともある．「少し努力したら達成可能な課題」や，病態にもよるが，「疲労を次の日，あるいは30分後まで持ち越さない程度」など対象者の心身の負担

にならないように配慮する．特に抑うつ的なとき
は，心的エネルギーが低下しているため，身体的
な疲労をあまり引き起こさないように配慮する．

3．「ショートゴール」を積み重ねて「小さな達成感」を積み上げていく

進行がんの場合，化学療法や放射線療法などの
治療を行いつつ，定期的に治療の効果判定を実
施，治療方針の再検討を繰り返すことが多い．治
療効果により，転帰（復職可能か，自宅復帰か，施
設入所か？など）が決定されるが，長期的な展望
が見えづらいことも多い．長期目標が判断しづら
いときには，ショートゴール（まずは立位バラン
スを向上させる→トイレで片手でズボンの上げ下
げができるようにする→自宅を想定してトイレ動
作を練習するなど）を設定し，短期間にささやか
ではあるが確実に達成感を味わっていただくよう
に配慮する．

苦痛から意識をそらす・発散・転換するためのアプローチ（注意転換療法）[15]

1．苦痛，死への恐怖などから意識をそらすためのアプローチ

好きなこと，単純な繰り返しの要素が多く，疲
労感が少ない作業活動を提供する．例えば，ビー
ズ細工（大きめのビーズに紐を通してブレスレッ
トを作成する），ペーパーブロック，タイルモザイ
クなど．

＜事　例＞20代後半，女性．職業：医療職．子
宮がん多発転移あり，当院緩和ケア病棟に入棟し
た．「1人になると，気が変になる」との訴えあり．
その裏側には，孤独感（関係性の喪失），死への恐
怖（時間性の喪失）などがあると考え，人の気配が
感じられるリハビリテーション室にての作業療法
を実施，安心感があるとのことであった．希望に
応じて，陶芸，アンデルセン手芸，折り紙などを
継続した．アンデルセン手芸，折り紙などの単純
な作業を繰り返しているときは，「集中すること
で，一時不安を忘れることができる」と話してい
た．

2．怒りや悲しみを発散させるための作業活動

破壊的・攻撃的なイメージの，「破る」「たたく」
「刺す」「壊す」「投げる」などの要素がある作業活動
を提供する．例えば，タイルモザイク（割る），革
細工の刻印（たたく），風船バレー，ボール投げな
どを用いると，心理的にカタルシス効果が得られ
ることがある[16]．

＜事　例＞「自分は今まで悪いこともせず，食
事にも気を使ってきた．なのにどうして自分がこ
んなに苦しまなくてはならないのか？」などと感
じ，怒りを向ける対象がない方へ，手指の筋力維
持のリハビリテーションを兼ね，タイルモザイク
を導入し，「割る」作業を提供し，徐々に作業に熱
中するようになった．

3．抑うつスパイラルから脱却するためのアプローチ[17]

Teasdale の抑うつ的処理活性仮説によると，抑
うつ状態が悪化していく過程には「ネガティブな
ライフイベント」があると，その体験を嫌悪的と
認知して，少し軽い抑うつ気分になる．抑うつ的
な方は，このときに，昔のネガティブな記憶を思
い出したり，様々な状況をネガティブに捉えてし
まったりして，さらに強まった抑うつ状態（抑う
つスパイラル）に入ってしまうと仮説されてい
る．

そのような場合の対処方法の1つとして，リハ
ビリテーションの際に気分転換となるような活動
を選択し，ネガティブな記憶を想起する機会を減
らすことで，抑うつスパイラルから脱却するよう
援助する．

4．快刺激を提供する

リハビリテーション場面で比較的喜ばれる身体
的なアプローチは，「浮腫性硬化・線維化したリン
パ浮腫に対する運動としての関節可動域訓練と持
続伸長」「シンプルリンパドレナージに準じたマッ
サージ」「終末期の不動による循環障害などによる
苦痛がある方への関節可動域訓練および持続伸
長」などにより一時的にでも快刺激を提供できる
ことがある．十分にリスク管理を行う必要がある
が，快刺激によって気持ちがほぐれ，「本当に行い

たいこと(真のニード)」を表出されることがある.

遺族ケアを考慮した家族へのアプローチ

進行がんの場合,残念ながらいつかは,家族が患者とお別れをしなければならないときが来ることを,医療者は予測しなければならない.

遺族ケアは,「がんが再発・転移したときから,がんが完治できないことを自覚したときから始まる」必要があるのではと感じている.

医療者としては,「がんの進行を制御できること」「少しでも長くご存命いただけること」を心から望みつつ,しかし一方では,「いつか離別のときが来ること」も覚悟しなければならない.

リハビリテーションの際に,家族に対して死別後の喪の仕事が少しでも良い形で促進することを意識して介入していることを以下に示す.

(1) 可能な限り,リハビリテーションの目的を共有する.
(2) 家族の疲労を加味しつつ,リハビリテーションやADL介助に参加してもらうことで,家族にも「やり切ったという思い」に近い思いを持ってもらう.
(3) 写真を撮影する.特にお子さんがんに罹患されている場合は,意識的に家族と一緒に写るよう,写真を撮影する.ただし,お子さんのほうが恥ずかしい思いを持つこともあるので,無理のない範囲で行う.
(4) 座位の耐久性や上肢のリハビリテーションなどを行う際に,「ご家族へのプレゼントを作成する」という手段(目的)を用いる方法もあることを提案する.
(5) 家族との興味や嗜好が合えば,共同で何か「創る」ことを提案する.
(6) リハビリテーションの最中に,家族への思いを口にされた言葉(感謝の気持ちなど)は,極力伝える.

リハビリテーション実施中の工夫・注意点

精神的苦痛の中には,孤独感も含まれている.

周囲の医療者に少しでも理解されているという安心感は,孤独感を少し緩和できるように思われる.担当医療者との関係性を利用し,苦痛の緩和の一助とするには,以下の点も重要であると思われる.

(1) 診断後の早い時期より,ラポールを形成する.
(2) ラポールを形成するためには,科学的根拠に基づいた身体機能障害に対する丁寧なアプローチが前提となる.
(3) 医療者自身の心のケアをしっかり行っておく.

終わりに

「努力は夢中に勝てない」元オリンピック選手の為末大氏が,子どもに伝えたい言葉として書籍の中で発信されている.がんに罹患した方々にとって,不安や孤独などの精神的苦痛は色々な場面で頭をもたげる課題であると容易に想像がつく.ふとしたことで,「がんに罹患している現実」に引き戻されてしまうことがあると思われるが,1日のうち少しでも楽しく,少しでも何かに夢中になることで,能動的に活動できることが,ひいては1日の活量を上げ,より耐久性を増していき,倦怠感などの身体的な活動の向上へ反映される.心身は相関するということを考えると,精神的苦痛へのアプローチがひいては,身体的苦痛への良い影響を与えることを意識して介入することが重要な視点であると思われる.

文 献

1) 小森康永(編訳):シシリー・ソンダース初期論文集:1958-1966 トータルペイン緩和ケアの源流を求めて,北大路書房,2017.
2) 小川朝生,内富庸介(編):これだけは知っておきたいがん医療における心のケア,創造出版,2010.
3) 明智龍男:がん患者の抑うつの評価と治療. *Nagoya Med J,* **53**:1-55, 2013.
4) National Comprehensive Cancer Network:NCCN Guidelines Version 3.2019 Distress Management, 〔https://www.nccn.org/patients/resources/life_with_cancer/distress.aspx〕(2020.2.15閲覧)

5) WHO：WHO Definition of Palliative Care. 〔https://www.who.int/cancer/palliative/definition/en/〕(2019/11/30検索)

6) 栗原幸江：進行がん患者のサイコオンコロジー. 池永昌之, 木澤義之(編), ギアチェンジ—緩和医療を学ぶ二十一会, pp. 158-167, 医学書院, 2004.

7) 明智龍男：抑うつ. 武田文和, 石垣靖子(監), 誰でもできる緩和医療, pp. 138-145, 医学書院, 2004.

8) 公益財団法人 日本障害者リハビリテーション協会 情報センター：障害健康福祉研究情報システム, ホームページ. 〔https://www.dinf.ne.jp/doc/japanese/prdl/jsrd/norma/n251/n251_01-01.html〕(2020.2.15閲覧)

9) American Psychiatric Association(原著), 日本精神神経学会(日本語版用語監修)：DSM-5 精神疾患の診断・統計マニュアル, pp. 90-93, 医学書院, 2014.

10) 国立がんセンター精神腫瘍学グループ：つらさと支障の寒暖計(DIT：Distress and Impact Thermometer)〔plaza.umin.ac.jp/~pcpkg/dit/dit.pdf〕(2019/11/3 検索)

11) 大嶋伸雄(編著)：ボトムアップアプローチとトッ プダウンアプローチ, 身体領域の作業療法, 第2版, pp. 22-35, 中央法規, 2006.

12) 田尻寿子, 乾 吉佑：臨床心理学を作業療法の場で実践する 死に直面された方に接するとき(その2) 永眠されるまでの2か月の作業療法支援をめぐって. 臨作療, 12(3)：255-259, 2015.

13) 石村郁夫ほか：フロー体験に関する研究の動向と今後の可能性. 筑波大学心理学研究, 36：85-96, 2008.

14) M. チクセントミハイ：フロー体験入門 楽しみと創造の心理学, 世界思想社, 2010.

15) 田尻寿子：腫瘍. 社団法人日本作業療法士協会(監), 作業療法学全書, 改訂第3版, 第4巻作業治療学1 身体障害, pp. 300-323, 協同医書出版, 2008.

16) 保坂 隆(編著)：がんリハビリテーション心理学, 医歯薬出版, 2017.

17) 栗原幸江, 田尻寿子：こころのケアとしてのリハビリテーション, 辻 哲也(編), がんのリハビリテーションマニュアル周術期から緩和ケアまで, pp. 330-339, 医学書院, 2011.

18) 為末 大：生き抜くチカラ, 日本図書センター, 2019.

MB Med Reha **No.247**：**58-68**, 2020

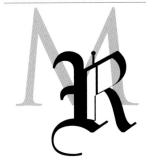

特集／緩和ケアと QOL
—リハビリテーション医療現場でどうアプローチするか—

食べる・話すをサポートする：摂食嚥下障害・コミュニケーション障害を有する患者への対応

飯野由恵[*1]　岡野　渉[*2]　三浦智史[*3]
松本禎久[*4]　林　隆一[*5]

Abstract　摂食嚥下障害やコミュニケーション障害は，病期にかかわらず社会生活を送るにあたり重要な問題となる．頭頚部がん治療における摂食嚥下障害は，手術では切除により組織が欠損することで生じ，化学放射線治療では浮腫や嚥下関連筋群の線維化などにより生じる．緩和ケア主体の時期では，腫瘍の増悪に加え，全身状態の低下も進行することで嚥下機能も低下する．コミュニケーション障害では，喉頭全摘による音声喪失や緩和ケア主体の時期には腫瘍増大による構音障害や音声障害，失語症などを生じる．いずれも残存する機能を最大限に引き出し，どのように代償すれば経口摂取が行えるか，コミュニケーションを行えるのか検討することが必要となる．
　言語聴覚士は，原疾患による機能障害を理解したうえで評価・訓練を行い，心理面や栄養面も配慮することが必要である．また，医師や看護師などの多職種と情報共有しながら，患者をサポートすることが重要である．

Key words　頭頚部がん(head and neck cancer)，緩和ケア(palliative care)，摂食嚥下障害(dysphagia)，コミュニケーション障害(communication disease)，生活の質(QOL)

摂食嚥下障害を有する患者へのアプローチ

1．摂食嚥下障害とは

嚥下運動は食べ物の認識をする先行期（認知期），随意運動である準備期および口腔期，不随意運動である咽頭期・食道期からなる．摂食嚥下障害を呈すると食事や水分摂取ができないことにより，低栄養や脱水，誤嚥による誤嚥性肺炎や窒息をきたし，死に至る可能性もある．また，食の楽しみを失うことで，QOL の低下につながる．摂食嚥下障害をきたす病態として，腫瘍や潰瘍，狭窄

などといった器質的原因，脳血管障害や神経筋疾患などの機能的原因，認知症，心身症，うつ病などの心理的原因がある．がんに関連した嚥下障害の要因は，腫瘍そのものにより起こるもの，腫瘍の治療に伴って起こるもの，腫瘍に関連して起こるものに大別される（**表 1**）．近年は，高齢者にもがん治療が行われることも多いため，治療による摂食嚥下障害を発症するだけでなく，加齢に伴う嚥下機能の低下も加わることで，若年者に比し高齢者で摂食嚥下障害が悪化しやすい．また，治療経過中に低栄養や脱水，筋力低下などで摂食嚥下

[*1] Yoshie IINO，〒 277-8577　千葉県柏市柏の葉 6-5-1　国立がん研究センター東病院骨軟部腫瘍・リハビリテーション科
[*2] Wataru OKANO，同病院頭頚部外科
[*3] Tomofumi MIURA，同病院緩和医療科
[*4] Yoshihisa MATSUMOTO，同科
[*5] Ryuichi HAYASHI，同病院頭頚部外科

表 1. がんに伴う嚥下障害の原因

原疾患	要因	具体例
頭頸部がん	腫瘍によるもの	腫瘍による閉塞，疼痛
		腫瘍の神経叢浸潤による運動障害
	手術	解剖学的な構造変化や神経・筋切除による機能障害など
	（化学）放射線治療	味覚異常，粘膜炎，唾液分泌低下，線維化，浮腫など
食道がん	腫瘍によるもの	腫瘍による閉塞（通過障害）
	手術	喉頭挙上障害，反回神経麻痺，吻合部狭窄など
	（化学）放射線治療	食道粘膜炎，浮腫による通過障害，食欲不振，味覚異常など
脳腫瘍	腫瘍によるもの	脳神経麻痺
	手術	意識障害，認知障害，高次脳機能障害，脳神経麻痺など
	（化学）放射線治療	脳浮腫，意識障害，認知障害など
その他	全身状態の変化	低栄養，衰弱，誤嚥性肺炎，サルコペニア　意識障害，疼痛など
	薬物	抗コリン薬，オピオイドによる口腔内乾燥，向精神病薬など
	終末期	腫瘍増大による閉塞や疼痛，神経筋障害，意識障害，全身衰弱，食欲不振，悪液質など

障害が顕在化することがあり，また，誤嚥した場合に予備能が低いために容易に肺炎を発症することがある．そのため，がん種やステージ，治療法，既往歴，年齢などを踏まえながら，摂食嚥下障害となる原因や病態を理解したうえで，摂食嚥下障害の評価・訓練にかかわることが大切である．

2．がん治療に伴う問題点とリハビリテーションの介入方法

1）頭頸部がん：手術治療

a）治療に伴う嚥下機能への影響：頭頸部領域は呼吸，発声，構音，嚥下など，生活に欠かせない機能を有している．そのため，腫瘍そのものの影響や治療することにより，摂食嚥下障害は発症し，程度は異なるが社会生活に影響しQOLは低下する．切除範囲や腫瘍の進行度により機能障害への影響が増すため，機能障害を最小限にするために再建術が施行され，必要に応じて喉頭挙上術や輪状咽頭筋切断（切除）術といった嚥下改善術も併用される．

術後嚥下障害の要因として，口腔咽頭切除や再建術により咀嚼障害や口腔移送障害，鼻咽腔閉鎖不全，圧形成不全などが生じる．また，舌骨上筋群の切除や頸部郭清術，カニューレの留置などにより，喉頭挙上障害が生じることで咽頭期に問題を呈しやすくなる．切除範囲による嚥下機能の違いを**表2**に示す．これらの要因は重複して生じる

ことで術後摂食嚥下障害を発症するため，顕在化している機能障害とその関連部位を的確に把握することが必要である．術後は口腔ケア，リハビリテーション，栄養管理，メンタルケアなど多職種でかかわることが重要である．

b）リハビリテーションの介入方法：リハビリテーションは予測される機能障害に対し機能の再獲得や代償による機能の回復を目指す，もしくは治療に伴い進行する機能低下を防ぐことを目的として行われる[1]．治療前からの介入では，認知機能・発声機能・口腔構音機能・嚥下機能を評価し，潜在的な摂食嚥下障害の有無を確認する．また，術後に起こり得る機能障害について説明し，術後スムースにリハビリテーションへ取り組めるようオリエンテーションを行う．術後は摂食嚥下障害が起こり得ることを医師から術前に説明を受けているが，実際に食べにくさ・むせる・食べられないといったイメージはつきにくく，術後に直面することで落ち込むことも多いため，心理的サポートも重要となる．

術後の介入では温存または切除された範囲や筋肉，神経に加えて，術式の確認，また気管切開の有無やカニューレの種類も情報収集を行い，嚥下評価・訓練計画の立案を行う．創部や全身状態に問題がなければ術後4日目以降から間接訓練を導入するとされる[2]．術後7日目までは創部以外の

表 2. 切除範囲による嚥下機能の違い

切除法	生理学的変化	嚥下
舌部分切除	舌の50%未満の切除 前方部の切除は障害が大きい	保持と食塊形成の困難
舌全摘術	舌の50%を超える切除 皮弁再建の良否が影響する	口腔からの食塊移送の困難 舌の駆動力の低下 咽頭クリアランスの低下
扁桃や舌根の切除	舌の前方への動きの低下	舌の駆動力の低下 口腔咽頭通過障害
口蓋の切除	軟口蓋50%を超える切除 軟口蓋閉鎖不全	鼻咽腔逆流
口腔底の前方 あるいは側方切除	舌の前方への動きの低下；側方運動不全 舌骨・喉頭挙上の低下 食道入口部開大不全	口腔期の食塊のコントロール低下 舌の駆動力の低下 口腔咽頭通過障害 嚥下反射惹起遅延 咽頭クリアランスの低下

(Groher ME, Carry MA(原著), 高橋浩二(監訳)：嚥下障害の臨床マネジメント, p.108, 医歯薬出版, 2011. より改変)

箇所の自動運動を行い, 排痰練習, 口腔ケアを行う. 頸部・肩の運動は, 頸部や肩の安静度が解除されてから開始する. 開始時は可動域制限があるため, 無理に運動範囲を広げずに動かせる範囲までとする. 間接訓練を行うときの注意点として, 頭頸部がん術後はドレーン留置や血管吻合により頸部安静や圧迫禁止部位があるため, 必ず安静度の確認を行いながら実施する. また, 訓練を行うことにより, 痛みが生じるのではないか, 創部に影響するのではないかという恐怖心から, 間接訓練を積極的に行えない患者もいる. そのため, 訓練の必要性を丁寧に説明し, 自主練習の訓練回数や中止基準を伝えることも大切である.

直接訓練は創部が安定しスピーチカニューレへ変更後に, 主治医とともにクラッシュゼリーや液体(増粘剤あり/なし)を用いて嚥下内視鏡検査を行い, 誤嚥のリスクが少ないと判断されたうえで開始し, 必要に応じて嚥下造影検査を実施する. 口腔期の問題で咽頭への移送が困難な場合は, リクライニング位や嚥下補助具(図1)の使用, 口腔内残渣に対しては水分との交互嚥下を用いる. 皮弁の形態や嚥下機能に合わせて, 段階的に食形態の変更を行い, 経口摂取量に応じて経管栄養量を減量していく. 嚥下機能の改善が乏しい場合, 舌接触補助床や軟口蓋挙上装置の作成を主治医・歯科医師と検討する. 服薬は, 皮弁自体に感覚がな

いため, 残留感がわからず口腔内に貯留していることがある. そのため, 水に溶かす, ゼリーに混ぜて内服するなどの工夫が必要となる場合があるため, 医師・看護師・薬剤師に相談する.

退院後の介入では, 皮弁の形態が術後経過とともに変化することを念頭に置きながら, 嚥下機能を評価し食形態の変更を検討する. 例えば舌がん再建術後にミキサー食で退院した患者が, 退院後に刻み食や五分菜・軟菜食などと摂取可能食品が増えることがあり, 皮弁の形態が変化することにより嚥下機能も変化する. 再建皮弁は月単位で筋皮弁の容積が変化するが, 体重減少・術後放射線治療などによっても皮弁が萎縮しやすい(図2). 加齢や体重減少・術後(化学)放射線治療による皮弁の萎縮が嚥下機能を低下させることがあるため, 退院後も適切な食形態の摂取ができているか, 誤嚥をしていないかなどの嚥下機能面とともに, 外出時や職場復帰後の食事など社会生活面についても確認し, 食形態や摂食時の工夫などを指導することが大切である.

2）頭頸部がん：化学放射線治療

a）治療に伴う嚥下機能への影響：放射線治療は臓器温存が可能とされるが, 必ずしも機能の温存とはならず, 照射範囲に口腔や唾液腺, さらには非がん部の粘膜や分泌腺を含まざるを得ないため, 咽喉頭の乾燥や浮腫, 粘膜炎に伴う嗄声や摂

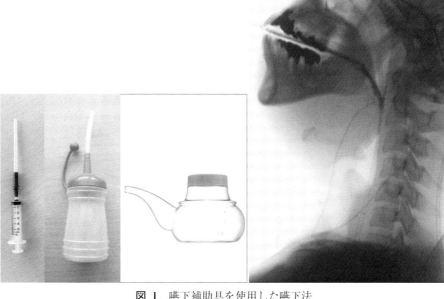

図 1. 嚥下補助具を使用した嚥下法
　a，嚥下補助具　　　b，VF の様子
補助具としてシリンジに吸引カテーテルをつけたものや吸い飲みなど，送り込みが難しい患者に使用を検討する．シリンジに吸引カテーテルをつけたものは嚥下内視鏡検査や嚥下造影検査でも使用可能．

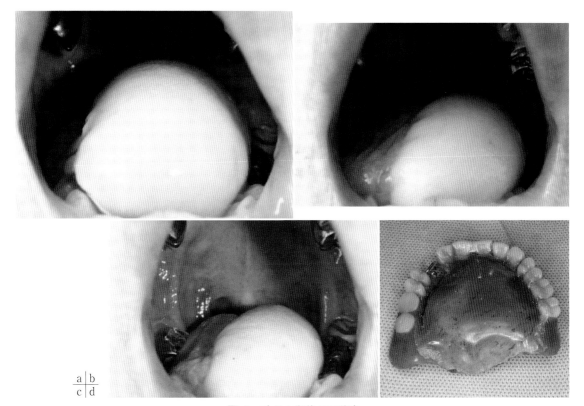

図 2. 舌がん術後の口腔内
遊離腹直筋皮弁による再建が行われた患者の口腔内．術後経過により，皮弁の状態が変化するため，術後の口腔内の様子を確認することは，構音や嚥下状況の手がかりとなる．必要に応じて，主治医・歯科医と PAP の作成を相談する．
　a：術後 19 日目　　　b：術後 3 か月　　　c：術後 5 か月　　　d：舌接触補助床：PAP

食嚥下障害などの有害事象を伴う．さらに化学療法の併用は放射線単独よりも有害事象が強く生じやすい．放射線治療に伴う有害事象は，急性期有害事象・晩期有害事象に分けられ，これらの有害事象は遷延性あるいは不可逆性であることも多く，患者の QOL の低下やストレスの原因となり得るため，時期に応じた適切なケアやアセスメントが大切となる．

急性期有害事象の要因としては，粘膜炎，唾液分泌障害，咽喉頭の浮腫，咽頭収縮力低下，舌根後方運動の低下，喉頭挙上障害などが挙げられ，疼痛による咀嚼・嚥下困難，口腔内乾燥，知覚低下，食塊形成能力低下，咽頭内圧低下などを呈する．これらにより，嚥下反射惹起遅延，咽頭残留，喉頭侵入や誤嚥をきたす．治療中は照射回数が増えるにつれ，咽頭痛や嚥下時痛，味覚障害が悪化することで，経口摂取量が減少し栄養状態が不良となることから，胃瘻造設を含む経管栄養を使用することがある．胃瘻に依存せず経口摂取を続けることで嚥下機能の維持につながる報告[3]があり，治療早期から経管栄養法への依存とならないよう，疼痛コントロールを行い，摂食嚥下障害がなければ少量でも経口摂取を継続することが大切である．

晩期有害事象としての嚥下障害は，筋組織の線維化や血管・神経の損傷などによって生じる．治療終了から時間が経過してから顕在化するため，鼻咽腔逆流やむせ，誤嚥性肺炎を発症してから，晩期有害事象による嚥下障害が明らかとなることもある．治療後の嚥下機能の変化に関して Kotz ら[4]は，舌根と咽頭後壁の接触，喉頭挙上，喉頭閉鎖が治療前より有意に低下したと報告している．治療後 1 年以上経過してから摂食嚥下障害を呈する場合もあるため，長期的な経過観察，介入が必要となる場合もある．

b）リハビリテーションの介入方法：治療前から嚥下訓練を行うことで治療後の嚥下機能が改善するという報告[5]があり，治療開始前から介入し，嚥下器官の可動域維持をはかることが大切であ

る．介入にあたっては，放射線照射範囲や線量が摂食嚥下障害の程度に影響するため，放射線照射範囲や線量を確認することが重要である．治療中は唾液分泌低下による口腔乾燥，粘膜炎による疼痛，味覚障害などを生じるため，うがいなどで口腔内を清潔に保つことが大切である．しかし，嚥下障害を呈していない患者にとって，治療前から嚥下リハビリテーションを行う重要性について理解することは難しい．そのため，パンフレット（**図3**）を用いて，治療中に伴う有害事象や嚥下リハビリテーションの内容説明，食事の工夫や栄養量の説明などの患者教育も嚥下リハビリテーションの1つと考える．

治療中の間接訓練として，嚥下関連筋群や頚部周囲の線維化による拘縮予防のために，頚部のストレッチや開口・舌の運動，舌突出嚥下，舌の抵抗運動，頭部挙上訓練などを行う．嚥下リハビリテーションの有用性を検証した報告[6]では，"Pharyngocise"といわれる標準化された高強度の嚥下訓練（例：裏声発声，舌の抵抗運動，努力嚥下，セラバイトを使用した開口訓練）が良いと提唱している．しかし，治療経過に伴い，粘膜炎や嚥下痛，皮膚炎などを呈するため，痛みの生じない範囲で間接訓練を行っていく．

直接訓練は，むせや発熱など誤嚥徴候を呈した場合や誤嚥性肺炎を発症した場合，嚥下内視鏡検査や嚥下造影検査にて精査を行い，頚部屈曲位嚥下，頚部回旋嚥下などの嚥下姿勢の調整や複数回嚥下，交互嚥下，随意的な咳などを指導し，安全に経口摂取を続けられるよう対応を行う．嚥下機能によっては食止めとせざるを得ない患者もいるが，その場合も疼痛の程度に合わせて間接訓練を行い，誤嚥防止に努め，治療終了後に直接訓練へ移行し，経口摂取サポートを行う．

3）緩和ケアが主体となる時期

a）嚥下機能への影響：緩和的リハビリテーションの時期におけるリハビリテーションの目的は，「患者さんの要望を尊重しながら，身体的，精神的，社会的にも QOL を高く保てるよう援助す

放射線療法による症状と出現時期

治療回数 0回 5回 10回 15回 20回 25回 30回 35回

口・喉の変化 ※口腔ケアは「口腔ケア」パンフレットをご参照ください。

味覚低下
乾燥
粘膜炎(痛みなど)
のみ込みにくさ
声のかすれ

皮膚の変化 ※スキンケアは「皮膚のお手入れ」パンフレットをご参照ください。

かゆみ・乾燥
赤み・ひりひり
皮がむける

治療の経過による飲み込み変化

0回 5回 10回 15回 20回 25回 30回 35回

〈口からの食事〉
痛みや飲み込みづらさにより
徐々に減少します。

〈胃瘻からの食事〉
口からの食事の量が減少したら
意識して補います。

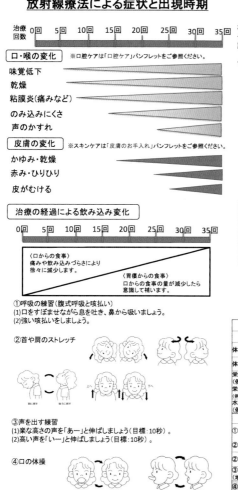

①呼吸の練習(腹式呼吸と咳払い)
(1)口をすぼませながら息を吐き、鼻から吸いましょう。
(2)強い咳払いをしましょう。

②首や肩のストレッチ

③声を出す練習
(1)楽な高さの声を「あー」と伸ばしましょう(目標:10秒)。
(2)高い声を「いー」と伸ばしましょう(目標:10秒)。

④口の体操

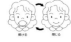

⑤飲み込みの練習
(1)つばをのむ練習
舌先を軽く噛んでつばを飲み込みましょう。

(2)頭部挙上訓練
肩を床につけたまま、頭だけつま先が
見えるまでできるだけ高く10秒間あげる。

図:浜松市リハビリテーション病院ホームページより

《治療中のチェック事項》

放射線治療10-20回頃

□ 飲み込む時に痛みはありませんか?
　→・医師に相談しましょう
　　・柔らかい食事に変えましょう

□ お口の中がベタベタする・乾く・痛みなどありませんか?
　→うがい薬を変更することができます。歯科医師に相談しましょう
　　入院中の方は看護師にご相談ください

放射線治療20-30回頃

□ 飲み込むときにむせることが増えていませんか?
　→・むせやすいものは避けましょう
　　・むせが多い場合は、医師・リハビリ(言語聴覚士)に相談しましょう

□ 熱が出ていませんか?
　→・診察がなくても、医師・看護師に相談しましょう
　　病院へ電話してください

□ 声がかすれたり、でにくくなっていませんか?
　→・無理に大きな声を出さないで力を入れずに
　　楽に発声するようにしましょう

□ 食事や水分が取れず、胃瘻からの注入もできない場合
　→病院へ電話してください

国立がんセンター東病院　TEL 04-7133-1111

治療中の食事について

　治療を開始して2週間目頃より、味覚低下、口の渇き、喉の痛みなどにより今まで通りの食事をとることが難しくなることがあります。その時には、柔らかく食べやすい食事や次のページの『活用したい調理器具』を使用するなどしての工夫をしましょう。
　わからないことがあれば、看護師や栄養士が相談にのりますので声をかけてください。

【柔らかく食べやすい食事】

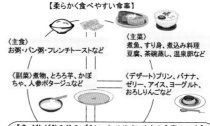

〈主食〉
お粥・パン粥・フレンチトーストなど

〈主菜〉煮魚、すり身、煮込み料理
豆腐、茶碗蒸し、温泉卵など

〈副菜〉煮物、とろろ芋、かぼちゃ、人参ポタージュなど

〈デザート〉プリン、バナナ、ゼリー、アイス、ヨーグルト、おろしりんごなど

【食べ物が飲み込みづらい、むせやすいときの食事の工夫】

★ミキサーやすり鉢などを使い、食べやすく調整しましょう。
★水分の少ない食品(パサパサしたもの)はだし汁やスープ類、牛乳などの水分を加えて調整しましょう。
★バターやマヨネーズなど油分を加えるとなめらかになり、食べやすくなります。
★水分でむせる場合には、とろみをつけましょう。

とろみ剤　つるりんこ
売店で販売しています(¥1296/50袋入り)

日付	/	/	/	/	/	/	/
	朝昼夕	朝昼夕	朝昼夕	朝昼夕	朝昼夕	朝昼夕	朝昼夕
体重							
体温							
栄養…口から (例:全,1/2など)							
栄養…胃ろうから (例:ラコール400ccなど)							
水分量 (例:ペットボトル2本)							
① 腹式呼吸							
② 首の運動							
② 肩を上下に動かす							
③ 発声練習 (地声/裏声を5-10秒間)							
④ 口の体操							
口を大きく開けて、閉じる							
舌の運動 出す引っこめる ＊舌をスプーンで押す (前・右・左)							
⑤ 飲み込みの体操							
舌を出したまま唾を飲む							
頭部挙上訓練 ゆっくり10秒間×3回							

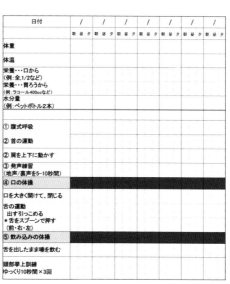

図 3.
当院における指導パンフレットより抜粋

63

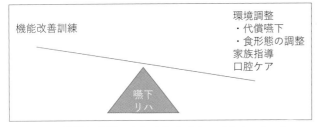

図 4. 状態と時期に合わせた嚥下リハビリテーション
の対応
がんの進行が進むにつれ，倦怠感や疲労が生じやすく
もなるため，訓練内容をシフトしていくことが必要.
その中で，適宜多職種とも情報共有を行っていく.

る」ことである．刻一刻と機能が損なわれていく
状況に，患者がうまく適応していくことで自律性
を保持し，QOL を高く保てるように行う支援で
あり，まさに緩和ケアそのものであると考える．
英国のホスピスでは，近年 rehabilitation に代わ
り，readaptation が用いられるようになってきて
いる[8]．

　緩和ケアが主体となる時期では，全身衰弱，悪
液質，疼痛，低栄養，意識障害などを伴う患者も
おり，また，摂食嚥下障害から誤嚥性肺炎を発症
する危険性が高くなり，経口摂取ができなくなる
ことから QOL が損なわれる．末期がん患者の
12〜23％に嚥下困難が認められ，原発巣は頭頸部
がん，次いで食道がん，胃がん，縦隔や咽頭リン
パ節に浸潤といわれている[1]．原因として，① 機械
的閉塞（腫瘍の増大やそれに伴う外的圧迫，放射線
療法による二次的な狭窄など），② 神経筋障害（神
経周囲浸潤，反回神経麻痺，脳神経麻痺，脳転移
など），③ 薬剤性，④ 全身状態の変化（意識障害，
全身衰弱，悪液質など）が挙げられる．

　「食事」は食べる楽しみや生きている実感といっ
た QOL に重要な行為であり，最期まで食べたい，
食べて欲しいなどと希望する患者・家族も多い．
摂食嚥下障害の問題点として，経口摂取への希望
とリスクの相反した問題を抱えるため，患者・家
族・医療者の中でも葛藤を生じやすく，バランス
の取り方が問題となる．介入時は希望とリスクを
患者・家族と共有しながら，QOL を高められるよ
う医師・看護師・栄養士など多職種で検討をして
いくことが大切となる．

　b）リハビリテーションの介入方法：緩和ケア

主体における言語聴覚士のかかわりは，周術期同
様に摂食嚥下障害やコミュニケーション障害の患
者を対象とするが，特に緩和ケア主体の摂食嚥下
障害を伴う患者への介入では，本人の経口摂取へ
の思い・予後・全身状態・家族の希望など周術期
とは異なる視点も踏まえてのアプローチが必要と
なる（**図 4**）．

　口腔ケアは，経口摂取の可否にかかわらず，口
腔内汚染やカンジダ症などによる誤嚥性肺炎の予
防につながるため実施することが大切である．間
接訓練を行う場合は，病期によっては訓練による
疲労も生じる時期になる患者も増えるため，嚥下
機能に合わせた姿勢調整や食事形態の工夫などの
代償法を中心とした環境設定を行うことが重要と
なる．経口摂取が可能な場合は代償法を用いなが
ら安全に経口摂取を継続できるよう，適切な環境
調整の必要性を患者・家族・医療者に説明し，写
真や文字を用いて情報共有を行う．摂取できない
場合は好みの味でアイスマッサージをする．咀嚼
して味を感じたら吐き出すなど，楽しみにつなが
るような対応を検討する．食べたいものが食べら
れないといった制限がかかることによるストレス
も生じ，精神的なアプローチも重要となるため，
患者や家族の思いも傾聴し，多職種と「最期まで
食べる」を支えられるよう適宜情報共有を行って
いく．

　リスク管理は，基本的には脳卒中や誤嚥性肺炎
などの摂食嚥下障害と同様だが，終末期の患者で
は腫瘍熱から生じる発熱や骨髄抑制に伴う出血，
オピオイドの使用や電解質異常（高カルシウム血
症，低ナトリウム血症など）による意識障害や全
身倦怠感を呈することがあるため，医師や看護師
から情報収集を行うことが大切となる．また，摂
食嚥下障害を有すると内服も困難となることも多
いため，食事や水分摂取以外にも内服状況を確認
する．内服が難しい場合には，投与方法（経口/非
経口）や薬の形状を変える必要があるため，医
師・看護師・薬剤師に嚥下機能を報告し，適切な
投与方法を検討することも重要である．

表 3. コミュニケーション障害

	疾 患	原 因	現 象
発声障害	喉頭がん	声帯の器質的異常	嗄声
		喉頭全摘出	音声喪失
	食道がん,甲状腺がん,頚部郭清など	反回神経麻痺などによる声門の機能的障害	失声または嗄声
構音障害	上顎がん,中咽頭がん	鼻咽腔閉鎖機能不全など	共鳴の異常(=開鼻声)
	口腔がん	舌の可動性の制限	器質性構音障害
	脳腫瘍	脳の器質的,機能的変化	運動障害性構音障害
高次脳機能障害	脳腫瘍	脳の器質的,機能的変化	失語症など

(森本邦子:B. コミュニケーション障害. 辻 哲也(編著), がんのリハビリテーションQ & A, p.136, 中外医学社, 2015. より)

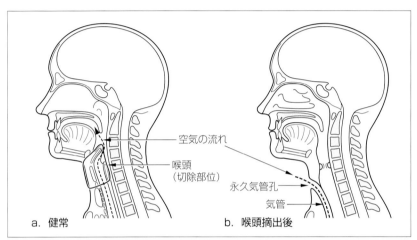

図 5. 喉頭全摘出後の解剖

通常(a)は肺からの空気が声帯を通過し, 口腔・鼻腔内へ呼気が通過するが, 喉頭を摘出するとbのように永久気管孔が作成される.

コミュニケーション障害を有するがん患者へのアプローチ

1. コミュニケーション障害とは

コミュニケーションとは, 言語的コミュニケーション(ことば, 手話, 筆談など)と非言語的コミュニケーション(アイコンタクトや身振り, 声の抑揚, 表情など)を用いながら, お互いの意思伝達を行うことである. コミュニケーション障害には, 高次脳機能障害, 言語発達障害, 音声障害, 構音障害, 聴覚障害により生じ, 原因に応じて障害は異なるが, 意思伝達ができないことによるストレスを抱える. がん治療に伴うコミュニケーション障害には, 喉頭がんや食道がんなどによる発声障害, 上顎がんや口腔がん, 脳腫瘍などによ

る構音障害, 脳腫瘍による高次脳機能障害が挙げられる(表3). コミュニケーションが行えないことは, 思っていることをすぐに伝えることができない・聞き返されるなどにより精神的ストレスが溜まりやすいため, 精神面にも配慮することが大切である.

2. がん治療に伴う問題点とリハビリテーションの介入方法

1) 喉頭全摘:喉頭がん・下咽頭がん・頚部食道がん

a) 治療に伴うコミュニケーション機能への影響:喉頭全摘出術では気管と食道が分離されるため, 永久気管孔が作成される(図5). 喉頭全摘出により誤嚥を呈することはなくなるが, 喉頭を摘出することにより, 声帯音源が喪失することで

表 4. 喉頭全摘後の機能変化

解剖学的変化	生活における変化	生活変化による問題点
・気管と食道の分離 ・永久気管孔での呼吸 ・声帯音源の喪失 ・気道の加湿・加温の機能低下	・声を出すことができない ・匂いを嗅ぐことができない ・鼻がかめない ・味がわかりにくくなる ・うがいができない ・力みにくい ・湯船に肩まで浸かれない ・痰が多くなる　　　　　など	・電話ができない ・助けを呼ぶことができない ・異臭の感知ができない ・鼻水が垂れてくる ・美味しく感じないため，食欲が落ちる ・便秘になりやすい ・重たいものが持ちにくい ・入浴時に気管孔に水が入らないよう気をつけないといけない ・窒息のリスク　　　　　など

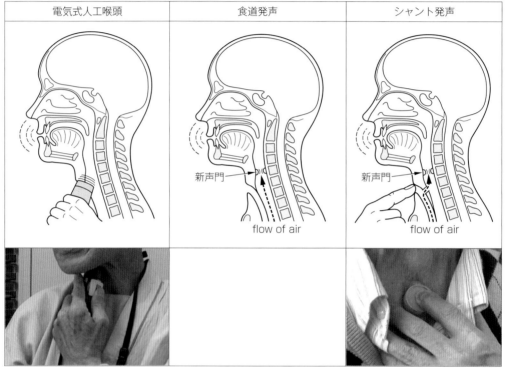

図 6. 代用音声の種類

声を失うことになる．喉頭全摘出術には，喉頭全摘出術と咽喉頭全摘出術に大別され，咽喉頭全摘出術は本邦では空腸再建が一般的ではあるが，遊離皮弁が使用されることもある．喉頭摘出により，解剖学的変化が生じることで，「声が出ない」「電話ができない」「匂いがわからないため食べ物が傷んでいるのかの判断，火事などの危険探知が難しい」など生活においても様々な問題が生じる（表4）．術後に音声喪失に伴う生活のしにくさを自覚するため，精神的ストレスを抱え，人とのかかわりが減ってしまう患者も存在するため，生活上の

変化についても理解しておくことが必要である．

喉頭全摘出術後は新しいコミュニケーション手段の獲得が大切となり，主な代用音声の手段として，電気式人工喉頭，食道発声，シャント発声（図6）が挙げられる．

2）リハビリテーションの介入方法

今まで当たり前であったことができなくなるということは，説明を受けていてもイメージがつきにくいため，術後になってから筆談による面倒さ，ニュアンスの伝わりにくさなどによる精神的ストレスから苛立ちが生じやすい．そのため，で

表 5. 代用音声の特徴

	電気式人工喉頭	食道発声	シャント発声
習得期間	短期間	長期間	短期間
声の大きさ	機械で調整	小さめ	食道発声より大きく可能
騒音下での使用	△〜×	△〜×	△〜○
声質(明瞭さ)	機械音	○	○
抑　揚	なし 抑揚モード付きの器具ある	あり	あり
喉頭摘出後の手術	なし	なし	あり
器　具	器具の携帯が必要	なし	人工鼻，アドヒーシブなど ボイスプロステーシス
メンテナンス	器具の故障 バッテリー	なし	ボイスプロステーシスのケアや定期的交換
金銭的負担	一部負担 日常生活用具給付適用	なし	一部〜全額負担 日常生活用具給付として認めている自治体もあるが，自治体により支給額は異なる.
音　源	振動	新声門	新声門
音の産生方法	主に頚部に当てて使用し，機械の振動を口腔咽頭に伝播させて音声になる.	腹圧をかけて，飲み込んだ空気を吐き出すときに新声門が振動し音声になる.	空気を吸ったあとに気管孔を指で塞ぎ，肺からの空気をボイスプロステーシスを通して食道へ導き，新声門を振動させ音声になる.

※治療内容により，上記に当てはまらないことあり

きる限り術前から介入し，代用音声に関する情報提供をしながら，精神面のサポートを行うことが望ましい．評価では，構音障害の有無や聴力低下の有無(患者本人・家族)，認知機能，身体機能，職業などだけでなく，患者本人のコミュニケーション意欲も確認することが重要である．術後には創部の様子や再建術の有無について確認を行い，開始時期については医師に確認する必要がある．代用音声は種類により，声量や声質，器具の有無，発声の仕組みなどが異なるため，利点と欠点を理解したうえで訓練を行っていく(表5)．外来で訓練を実施しながら，代用音声の使用頻度や使用場面，生活上で困ることなどの情報収集を行い，精神的ストレスの軽減のサポートも行うことも大切である．

術後には気管孔から外気を直接取り込むことで，加湿や加温などが困難となり，気道乾燥や出血，痰が多くなりやすい．そのため，術後は気道の加湿・加温・防塵をする人工鼻などの使用を行えているか確認することも大切である．さらに，嗅覚障害も起こすことから，近年ではNAIM法(nasal airflow inducing maneuver)という嗅覚リハビリテーションもあり，代用音声訓練以外へのアプローチも検討しながらかかわっていく．

3）緩和ケアが主体となる時期

a）コミュニケーション機能への影響：治療終了後から看取りの時期におけるコミュニケーション障害の要因として，腫瘍の増大により，反回神経麻痺による嗄声，舌下神経麻痺や頭頚部腫瘍増大による構音障害，全身の筋力低下によって呼気量が低下することによる声量低下，脳腫瘍による高次脳機能障害などが挙げられる．患者本人は，元々できていたコミュニケーション方法が徐々に使用できなくなり，思っていることを思うように伝えられず，苛立ちや伝えることを諦めてしまうことがある．また，家族や医療者は聞き取れないことから，訴えを把握できず，対応が難しくなり思いを理解できないという問題が生じやすい．よって，苦痛を軽減できるようなかかわりが必要となる．

b）リハビリテーションの介入方法：現在のコミュニケーション手段や現在の困り事を確認しながら，意識レベルや，音声・口腔器官・構音機能を評価する．そのほか，難聴や視覚障害，読字・書字障害などの情報収集を行うことも，新たなコミュニケーション方法を検討するために大切であ

る．残存機能を的確に把握し，患者の伝えられない苦痛を少しでも軽減させるために，筆談(紙や電子メモパッド)，携帯・パソコンなどの電子機器，コミュニケーションノートの作成，拡声器など，患者に適した手段を提案する(例えば，食道発声は全身の筋力低下が進行すると腹圧を高められずに発声ができなくなるため，人工喉頭を使用してみる)．発話や筆談などによるコミュニケーションも取りにくくなった場合，質問者側から患者が気にしそうな内容についてクローズドクエッションを用いることで，コミュニケーションがはかりやすくなる．コミュニケーションがはかれることがわかることにより，患者・家族の表情にも変化が生まれることがある．そのため，本人・家族，医療者から困っていることの情報収集を行い，なるべく早期に適切なコミュニケーション方法を確立し，対応方法を統一することが大切である．

まとめ

　頭頸部がん治療と緩和ケア主体の時期に伴う摂食嚥下障害やコミュニケーション障害に対するリハビリテーションについてまとめた．摂食嚥下やコミュニケーションは生活するうえで欠かせない重要な機能であり，機能低下をきたすことはQOLを著しく低下させる．言語聴覚士は，機能障害が生じている機序を考えながら評価・訓練を立案し，退院後の生活までを考えたうえでのかかわりが必要である．病態の理解ができることで障害像がイメージでき，先を見通した間接訓練や直接訓練，リスク管理が可能になると思われる．治療時期にかかわらず，患者の「食べる楽しみ」や「思いが通じる嬉しさ」をサポートできるよう，入院だけでなく退院後もリハビリテーションの提供が望まれる．

文　献

1) 大月直樹, 丹生健一：頭頸部癌治療後のリハビリテーション. *MB ENTONI*, **192**：155-160, 2016.
2) 鶴川俊洋, 神田　亨：頭頸部がん(舌, 口腔, 咽頭, 喉頭). 日本がんリハビリテーション研究会(編), がんのリハビリテーションベストプラクティス, p. 54, 金原出版, 2015.
　　Summary　がんのリハビリテーションガイドラインに準拠したリハビリテーションの実践方法を解説した内容となっている.
3) Langmore S, et al：Dose PEG use cause dysphagia in head and neck cancer patients? *Dysphagia*, **27**(2)：251-259, 2016.
4) Kotz T, et al：Swallowing dysfunction after chemoradiation for advanced squamous cell carcinoma of the head and neck. *Head Neck*, **26**(4)：365-372, 2004.
　　Summary　化学放射線治療を行う頭頸部がん患者(病期3または4)の嚥下機能を嚥下造影検査を用いて評価している.
5) Carroll WR, et al：Pretreatment swallowing exercises improve swallow function after chemoradiation. *Laryngoscope*, **118**(1)：39-43, 2008.
6) Carnaby-Mann G, et al："Pharyngocise"：randomized controlled trial of preventive exercises to maintain muscle structure and swallowing function during head-and-neck chemoradiotherapy. *Int Radiat Oncol Bio Phys*, **83**(1)：210-219, 2012.
7) Waller A, Caroline NL(著), 津崎晃一(訳)：緩和ケアハンドブック, pp. 107-110, メディカル・サイエンス・インターナショナル, 1999.
8) 阿部能成：緩和ケアを支える他職種チームメンバーとしてのリハビリテーション専門職の役割. 日臨麻会誌, **34**(5)：715-721, 2014.

MB Med Reha **No.247**：69-77, 2020

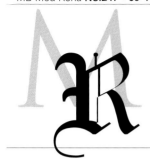

特集／緩和ケアと QOL
　　―リハビリテーション医療現場でどうアプローチするか―

今後の課題：AYA 世代のがん患者に対する
リハビリテーション診療

窪　優子[*1]　一戸辰夫[*2]　木村浩彰[*3]

Abstract　　AYA（adolescent and young adult）とは思春期若年成人を意味し，医学的には 15〜39 歳の年齢層を示す概念として定義されている．中学生から社会人，子育て世代へとライフステージが大きく変化する年代であり，この世代特有の問題点がある．
　第三期がん対策推進基本計画では，AYA 世代のがん医療とライフステージに応じた包括的な支援の充実が盛り込まれた．また，小児がん拠点病院の整備指針の中でも AYA 世代について言及され，小児から AYA 世代への移行期医療の充実，個々の状況に応じニーズを踏まえた全人的ながん医療および支援を提供することと明示された．しかし，リハビリテーションに関しては，現時点でこの世代を網羅した実態は明らかにされていない．当院は，小児がん拠点病院，がん診療連携拠点病院であるため，AYA 世代がんの特徴とリハビリテーション領域で求められる視点，社会参加支援，緩和的介入などについて実践も含めて概説する．

Key words　　adolescent and young adult；AYA，リハビリテーション（rehabilitation），作業療法（occupational therapy），トータルペイン（total pain），就学・就労支援（attendance and working support）

小児がんと AYA 世代のがんの疫学

　小児がんは，小児期（15 歳未満の子ども）のがんの総称であり，年間 2,100 人程度が発症している[1]．小児がんは治療に対する感受性が高いことも特徴であり，集学的治療の進歩や多施設共同の臨床試験が進展し[2]，約 70〜80％が治癒する時代となった．

　がん医療において，思春期若年成人（adolescent and young adult；AYA）世代とは，15〜39 歳までの年齢層として扱われている[3]．この AYA 世代層でのがん発症者の国内統計が 2019 年 5 月末に初めて発表され年間 21,000 人程度，15〜19 歳は約 900

人，20 歳代で約 4,200 人，30 歳代で約 16,300 人とされ[1]，AYA 世代がんはがん全体の 4％を占めることが明らかになった[4]．AYA 世代がんは，肉腫が多い小児がんと上皮性がんの頻度が高い成人がんの両方のがん種が混在し，年齢階級ごとにがん種内訳に特徴がある（**表 1**）[1]．14 歳までの小児がん患者において男性の患者数がやや上回るように，15〜19 歳は小児期と同様に男性にやや多い[5]．15〜19 歳では小児期と同様に白血病，脳腫瘍，リンパ腫が多いが，20 歳代になると女性の罹患数が多くなり，20〜39 歳の患者の約 8 割を女性が占める．これは乳がん，子宮頚がんの急激な増加がこの年齢層にみられることが原因である[1]．AYA 世

[*1] Yuko KUBO，〒734-8551 広島県広島市南区霞 1-2-3　広島大学病院診療支援部リハビリテーション部門，作業療法士
[*2] Tatsuo ICHINOHE，同病院原爆放射線医科学研究所血液・腫瘍内科，教授／同病院 AYA 世代がん部門，部門長
[*3] Hiroaki KIMURA，同病院リハビリテーション科，教授

	小児	AYA 世代		
	0〜14 歳	15〜19 歳	20〜29 歳	30〜39 歳
1 位	白血病(38%)	白血病(24%)	胚細胞腫瘍・性腺腫瘍(16%)	女性乳がん(22%)
2 位	脳腫瘍(16%)	胚細胞腫瘍・性腺腫瘍(17%)	甲状腺がん(12%)	子宮頚がん(13%)
3 位	リンパ腫(9%)	リンパ腫(13%)	白血病(11%)	胚細胞腫瘍・性腺腫瘍(8%)
4 位	胚細胞腫瘍・性腺腫瘍(8%)	脳腫瘍(10%)	リンパ腫(10%)	甲状腺がん(8%)
5 位	神経芽腫(7%)	骨腫瘍(9%)	子宮頚がん(9%)	大腸がん(8%)

表 1.
小児・AYA 世代のがん種の内訳

(文献 1 より)

表 2. 小児がんの晩期障害
- 二次がん
- 成長障害
- 性腺機能障害
- 心機能障害
- 腎障害
- 呼吸機能障害
- 血管障害
- 高血圧, 高脂血症, 糖尿病

表 3. AYA 世代がんの課題
- 標準的治療が確立していない
- 5 年生存率の改善が乏しい
- 社会的支援が乏しい
- 心理社会的な特徴があり, ライフステージに応じた支援が必要
- 教育支援(復学・進学も含む)
- 就労支援(就職・復職・転職も含む)
- 妊孕性温存
- 移行期医療〜長期フォローアップ体制の構築(晩期障害への対応など)

代のがん患者は, 「発達段階に関連する生物学的・心理社会的特性が示唆されているにもかかわらず, 支援が不十分」[6]であり, これまでは, 他年代と比較し治療成績の改善が乏しいことが報告されてきたが, 近年になり AYA 世代の治療成績も改善しつつある[7]. 我が国の人口統計によると, 15〜29 歳のがん全体の 10 年生存率は 70% であり, 小児がんよりやや劣っている[8]が, 15〜24 歳のがん死亡率は, 小児と同様に 10 年前と比較し 20% を超える改善がみられる[3].

AYA 世代の特徴とがん診療の課題

AYA 世代のがんには, AYA 世代で発症した場合と小児がん経験者が年齢を重ねて AYA 世代となった場合(再発, 二次がんを含む)があり, 家族性腫瘍の若年発症なども含まれる. 小児がんの治癒率の向上により, がんサバイバーが増加し, 治療に伴う後遺症や晩期障害が注目されるようになった. 晩期障害を表 2 に示す. 小児がん経験者が AYA 世代になった際に, 成長や発達への影響, 就学, 就労, 妊娠といった社会的問題などが生じる可能性があり, 疾患や障害への理解や長期的なフォローアップが求められる. AYA 世代の課題

は小児がんの延長線上にある部分もあり AYA 世代に携わるうえでは知っておきたい.

この世代のがんの治療の根源的な問題は, 全国的ながん登録システムが整備されていないことだといわれてきた[9]が, 平成 27〜29(2015〜17)年度厚生労働科学研究補助金のがん対策推進総合研究事業で「総合的な思春期・若年成人(AYA)世代のがん対策のあり方に関する研究」堀部班の働きにより, 日本において初めて診療状況調査が行われた. それにより, 新規診断症例の AYA 世代がん登録情報の収集や AYA がんの診療実態が明らかにされつつある[4].

AYA 世代がんの課題を表 3 に示す. 標準的治療が確立していない要因としては, 小児がんと成人がんが混在し発生部位が多臓器にわたる傾向があることから, がん治療医が複数の診療科に分散され治療方針に支障をきたしている点が挙げられる. また, その希少性から, この世代特有の問題への対応が十分でないまま医療を受けている可能性が高いことも課題である. 特に妊孕性の問題は大きい. リハビリテーション専門職は妊孕性温存の問題に直接対処することは少ないが, 患者から

質問や不安を吐露された際に，各専門部署へつなぐことはできる．リハビリテーションは個別対応の時間が確保されていることから，セクシャリティーなどについて内面を語られる場面も多い．相談を受けた際に，的確な対応が可能なようリハビリテーション専門職も院内外の情報把握に努める必要がある．

その他にも，「若いので，がんになるはずがない」という患者自身や医療者の思い込みによる受診の遅れ，就労や育児，親の介護などの社会的・家庭的役割からくる治療のアドヒアランスの低下[9]，服薬アドヒアランスの低下，アピアランスケアの重要性に関する認識不足，小児がん克服後に思春期以降の長期フォローアップを中断してしまう[10]などが挙げられている．

また，心理社会的側面の特徴にも配慮が必要であり，近年，AYA世代を思春期（adolescent：A世代）から若年成人（young adult：YA世代）までの一括りで捉えるのではなく，社会的な立場や精神的な成熟度など，各々の特徴を理解し心理社会的な特性に合わせて包括的に支援する必要性が論じられている．

A世代では，性の自覚，同世代との交流，親密な情緒的関係の構築，親からの自立という発達段階にあることや，治療による学業や就労の遅れ，中断などにより[3]，がん治療の経験がその後の人生に大きな岐路をもたらす時期である．学生から社会人への移行を通じて家族や社会の中でアイデンティティの形成時期でもあり，精神的ストレスや将来への不安を抱えやすいが，言語化が未成熟であるため他者への感情の表術を抑制しがちで，フラストレーションを生じやすいというこの世代特有の課題がある[11]．

一方，YA世代では，家庭や社会での立場が大きくなり，子育てや親の介護，仕事への影響が不可避である．家庭と治療の両立，仕事と治療の両立が課題となり，経済的困窮に直面する場合や，病気への先行き不安や家庭の不安などで強度の精神的ストレスを抱える場合が少なくない[3]．

AYA世代のがんへの取り組み

第三期がん対策推進基本計画にAYA世代のがん医療とライフステージに応じた包括的な支援の充実が盛り込まれ，小児がん拠点病院の整備指針の中にもAYA世代について言及された．小児からAYA世代への移行期医療の充実，個々の状況に応じニーズを踏まえた全人的ながん医療および支援を提供することと明示された．平成27〜29（2015〜17）年度厚生労働科学研究費補助金（がん対策推進総合研究事業）では「総合的な思春期・若年成人（AYA）世代のがん対策のあり方に関する研究」の堀部班により「AYA世代サポートガイド」[3]が誕生した．それが引き継がれ，現在では「思春期・若年成人（AYA）世代がん患者の包括的ケア提供体制の構築に関する研究」として清水班が稼働している．「医療機関における支援体制の整備」「医療従事者間の協働，医療機関と社会の協働」「医療従事者，支援者の経験の蓄積と情報の共有」「医療，社会資源の整備」などが掲げられ，AYA世代支援の現状を共有し，地域支援ネットワークを構築できるよう取り組みが始まっている．さらに，AYA世代のがん医療や支援に携わる様々な立場の医療従事者や市民を対象として「一般社団法人　AYAがんの医療と支援のあり方研究会」が2018年に設立され，学術集会も開催されている．

臨床現場では，2015年6月，この世代に必要な医療ニーズを拾い上げシームレスながん診療を提供することを目的に，国内初のAYA世代病棟が静岡県立静岡がんセンターに開設され，リハビリテーション科も1つの柱として対応している．その後，2018年4月には小児がん拠点病院でもある大阪市立総合医療センターにもAYA世代病棟が設置されるなど広がりをみせている．しかし，大半の病院では複数の診療科に分散されている現状があり，AYA世代がん患者の情報集約システムが必要である．医療，看護，生活の側面から考えたとき，各病棟にAYA世代がんについて一定の

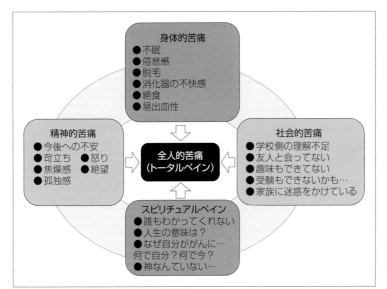

図 1.
H 氏のトータルペイン

知識を持つリンクナースが存在し，情報集約や病棟間の連携促進などの役割を果たすことができれば，AYA 世代を支援する体制構築に役立つのではないかと考えている．

AYA 世代がんのリハビリテーション

様々ながん種において，がんのリハビリテーションの有用性は報告されている．がんのリハビリテーション診療ガイドライン[12]では，原発巣・治療目的・病期別に章立てされ，AYA 世代という括りではないが，この世代に多い血液腫瘍・造血幹細胞移植における効果や骨軟部腫瘍，脳腫瘍，乳がんや婦人科がんについての指針が記載されている．また，AYA 世代を対象とした研究として，治療中の身体活動は治療前と比較し有意な低下を認め，入院治療中の約 8 割の患者は 1 日の歩数が 1 km 未満であるとの報告もある[13]．治療に伴う廃用症候群や活動量の低下を予防し，退院後の生活移行が円滑に進むよう介入することは世代を問わず，リハビリテーションの役割である．

一方で，心理社会学的特徴を視点に入れた AYA 世代に関したリハビリテーション領域の論文は散見する程度である．がんのリハビリテーションは重要な施策の 1 つと認識されている[14]が，個別性が高く体系化されにくい側面もある．ここでは AYA 世代の心理社会学的特徴を捉えた介入について事例を挙げて説明したい．

1．事　例
1）事例 1：A 世代

高校生，H 氏．急性骨髄性白血病で X 年 9 月入院．理学療法と作業療法を開始．非血縁間骨髄移植施行後も順調に回復し高認試験（高等学校卒業程度認定試験）に合格．しかし，再発し臍帯血移植施行．消化器症状により絶食期間も長く，大学入試時期と重なり精神的不安定になり，訓練時に病室で絶叫した．

介　入：本人の苦悩をトータルペインとして図式化し（**図 1**），主治医や看護師，移植コーディネーター，緩和ケアチームと共有し，対策を検討した．「大丈夫」と返答しがちなため，訪室時に体調を尋ねる際，「体調はどう？大丈夫？」ではなく，「しんどい時期だね」「気持ちがキツイのでは？」と本人が本音を語りやすい雰囲気を心掛けた．緩和ケアチームは本人とは別空間で家族支援を行った．小児がん専門看護師とも連携し英語指導を受けることができる方法を検討，作業療法では受験の面接練習などを導入した．また，血液検査データ変動を照合しつつ，ストレス軽減策として主治医とリハビリテーション室での訓練時期を見据えた．患者が，気持ちを共有できる同世代と会う希望を有していたため，対面のタイミングには苦慮したが，リハビリテーション室にて同世代がん患者との対面機会を設けた．また，精神的安定がはかれた時期に保護者の承諾を得て，若年性がん患

者のための情報誌を手渡した.

結　果：患者は退院後,「あのときの苦悩を医療者で共有し理解してくれて心強かった」と語り,同世代との対面などから「自分だけではないことがわかったことは大きかった」とピアサポートの重要性を語った.

ポイント：移植前後の機能訓練を実施しつつ,本人の苦痛を多職種で共有し,それぞれの専門性を活かした介入を行った.消化器症状や脱毛という「身体的苦痛」や受験の見通し困難からの「社会的苦痛」,将来への不安や自分,周囲への苛立ち,孤独という「精神的苦痛」,人生の意味は何？何でここまで苦しまないといけない？神なんていないじゃないか…などという「スピリチュアルペイン」の4つの苦悩が幾重にも絡み合っていると考えられた.これを多職種間でシームレスに共有し,各専門性を活かし心理社会的支援を行ったこと,本人や家族の希望や価値観を重んじ,最善の選択ができるよう意思決定を支援したことが奏効したと考える.

2）事例2：YA世代

30歳代,I氏.上行結腸がんステージⅣ.X年5月,病棟で転倒したことを機に自宅退院を見据えた廃用予防目的でリハビリテーション開始となった.多発骨転移（上腕骨,腸骨,大腿骨など）,胸膜転移,頭蓋内転移を認めたが,疼痛緩和目的の放射線治療や緩和ケアチームの疼痛管理により身体機能はPS（performance status）3［限られた自分の身の回りのことしかできない.日中の50%以上をベッドか椅子で過ごす］を保持していた.

介　入：理学療法,作業療法,言語療法を実施し,ご逝去までのリハビリテーション介入期間は約3か月.骨転移を有していたため,主治医や放射線科医,整形外科医,リハビリテーション科医の意見を照合しつつ安静度に沿ってリハビリテーションを実施.帰宅に際し,福祉用具や在宅医療などの導入が検討されたが,若年でもあり抵抗感も強く,可能な限り同居家族の支援のみでの帰宅を希望したため,全身状態をみながら外泊を繰り

返すことで徐々にベッドレンタルなどへの理解を深めた.しかし,脊髄播種様の機能障害が併発し,腹水貯留,悪液質進行など全身状態が増悪することで患者の喪失感や絶望感は高まり,家族は苛立ちを緩和ケアチーム看護師に吐露した.その都度,本人や家族の心情を医療者間で共有した.本人は機能訓練への固執が大きかったが,心が病人にならないように楽しい時間を過ごすことの意味を伝え,作業療法では革細工を導入した.家族への作品完成後はプラモデル作成へとつながり,座位時間の拡大がはかれた.理学療法では,杖歩行や階段昇降の変更など骨負担軽減策を行い,言語聴覚療法では,舌変形による発語困難増悪に対する発語練習や摂食維持のための嚥下訓練などを継続した.臥床時間がさらに延長した後は,褥瘡ケア看護師と協業し,本人に最適なエアマットの選定なども行った.

結　果：家族での共同作業時間を提供したことで,本人や家族から「楽しいね」「○○は何色にする？」「自分は作ることが好きなんだよね」など疾患にかかわらない会話が増し,笑顔で過ごす時間ができた.自宅退院は困難であったが,可能な限り週末毎の外泊を行い自宅で過ごす時間を提供できた.緩和ケアチームと協働し,リハビリテーションの時間に合わせて離床可能となるよう疼痛管理に配慮したことで,歩行,立位機能を維持し,極限まで排泄動作を行えたことも本人や家族の尊厳の保持につながったと考える.ご逝去前までリハビリテーションのかかわりを継続したが,本人が逝去後,「リハビリテーションを行っているI氏は大変誇らしく,その姿を見守ることができて嬉しかった」「自分に合ったリハビリテーションを考えてくださったことをとても感謝していた」とのお手紙を家族から頂いた.

ポイント：医学的管理や治療の方向性などを医療者間で共有する多職種カンファレンスは,緩和ケアチーム専任看護師が中心となり実施され,リハビリテーション療法士間でも訓練後の疼痛確認や精神状況の把握・共有に努めた.リハビリテー

ションでは，機能訓練や ADL 訓練だけでなく，家族との共同作業時間を提供したことで離床起因となり PS 維持に役立ったと考える．リンパ浮腫が顕著になる中で褥瘡ケア看護師から病棟看護師への助言も患者の苦痛緩和に有益だった．病状進行が急速であることも多く，患者や家族の希望実現にはタイミングが重要であることにしばしば直面する．各専門職が本人や家族の異変を敏感に察知し，それぞれの役割を遂行しつつ多職種連携を自ら推進していく力を有していたことが奏効したと考える．

AYA 世代がんサポートガイド[3]に記載があるように，「ニーズを評価し主体性を尊重としたプログラムを進めていくこと」「多職種連携」が重要である．包括的支援において A 世代では同世代やサバイバーとの交流の情報や機会の提供が重要であり，YA 世代では，家族を含めた生活維持のための支援と情報提供が必要であると実感する．カナダの Princess Margaret Cancer Center では，包括的なサポートプログラムを 2014 年より行っている[15]．リハビリテーションプログラムでは，「楽しさをもたせることでアドヒアランスを向上させること」「教育的な側面をもたせ，親の過保護を減じ，子どもに主体性をもたせること」「理論的な枠組みに基づいて適切にデザイン・評価を行うこと」が重要なポイントだと記されている[16]．また，筆者は下記の 5 つの点を念頭に置いてかかわることが重要だと考える．

① 患者の強みを活かした，患者自身がエンパワメントを自覚する支援
② 患者のトータルペインを多職種で理解し，生活を再建する支援
③ ライフステージにそった社会とのつながりを維持，創造する支援
④ 心理社会的特徴を考慮したコミュニケーション技術と意思決定支援
⑤ 多職種連携の推進

多角的なアセスメントに基づき，患者の強みを活かしながら将来につながる支援を行うことは，治療意欲を向上し，患者自身が持つ力を顕在化する．そして，それをフィードバックすることでエンパワメントの自覚につながる．この好循環を引き出すことにより，患者だけでなく家族にも肯定的な変化や成長の連鎖をもたらし，患者が「自分らしく」歩めることにつながると考える．

当院の取り組み

1．AYA 世代がん部門の設立

17 診療科が横断的にかかわる AYA 世代がん部門が 2018 年 4 月に設立され，月 2 回のキャンサーボードや院内研修会を開催している．また，AYA 世代がん部門パンフレットや妊孕性案内リーフレットの作成，院内フローの整備などに取り組んでいる．リハビリテーション科としては，運営委員として作業療法士が参加し AYA 世代がんに対するリハビリテーションの院内啓発を推進している．

2．AYA 世代がん患者とリハビリテーションの実態

当院の AYA 世代がんに関する診療実績はホームページに掲載されている[17]．2013〜17 年の当院初診患者を基に表記したもので，産婦人科が多く，次いで脳神経外科，乳腺外科，血液内科という順であり，全国調査と同様に 20 歳代後半〜39 歳にかけては女性比率が高く，当院では 61.5% を占めた．同期間のリハビリテーション科初診患者数は 274 人，診療科は，脳神経外科，整形外科，乳腺外科，血液内科の順で多かった．男女比は全体では同等であったが，20 歳〜39 歳では女性が 57% を占めた（図 2）．2018〜19 年にかけての新規患数は 100 人前後／年であり，徐々に増加してきている．全国的な AYA 世代がん患者のリハビリテーション実態調査はまだないが同傾向であると推察される．

AYA 世代のがんを取り巻く課題

1．外来通院でのリハビリテーション

長期入院により，家庭内の役割や社会的立場の

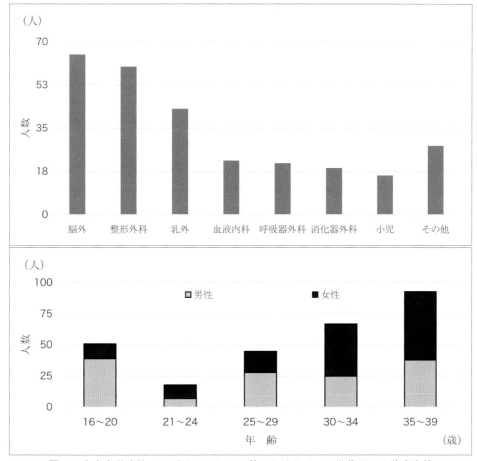

図 2. 広島大学病院リハビリテーション科における AYA 世代がんの診療実績
(2013〜17 年の当院初診患者数を基に算出. 当院で継続受診し再発および転移を認め診療
した患者は含まない)
a：診療科別患者数　　　b：年齢別男女内訳

喪失から関係性の狭小化が起こり，退院後に引きこもりとなる場合や，薬剤の副作用などにより社会参加が困難となる場合などもあるため，復学・就労，社会参加するためには，長期フォローアップが必要とされる．しかし，現在の診療報酬制度では，がんのリハビリテーション算定は入院のみであり退院後の継続対応が難しい．外来での算定も認可されることが望まれる．

2．社会資源

18 歳未満でのがん発症は小児慢性特定疾患の対象であり 20 歳までは延長できる．40 歳以上（40〜64 歳は回復見込みがない場合）のがん患者では介護保険を利用した訪問リハビリテーションや生活支援が可能となるため，地域包括ケアシステムの充実に向けた医療介護連携は強化され，介護支援専門員や地域包括支援センターとの連携は行いやすい．しかし，20〜40 歳未満の AYA 世代がん患者はその狭間であり，社会資源が乏しい．生活日常物品のレンタルは自費となり，身体障害者手帳交付には時間がない場合や障害に認定されない場合もある．地域によっては，社会福祉協議会が無償でベッドや車椅子の貸し出しを行っている場所もあり，既存の制度の紹介や地域リソースの活用などの情報が患者・家族に行き届くよう，まずは相談窓口の明確化が重要であろう．

3．教育支援

これまでは，義務教育期間外となる高校生への教育保障が遅れていたが，近年になり，教育と医療の連携による高校生への教育支援が活発化している．本県でも，当院の小児科スタッフと県教育

委員会とが長年にわたり協議を重ねた結果，2019年秋，長期入院加療を要する県立高校生がICT（情報通信技術）による遠隔授業を受けた場合，病棟など受講者側に在籍高校の教員がいなくても出席扱いとする（単位取得を認める）という方針が示された．また，それと同時に分身ロボットによる遠隔授業環境が整えられ，すでに3名の生徒がこの制度を活用している．これは，教育と医療の連携において大きな前進である．ただし，まだ自治体による格差は大きいため，各地域の実情や好事例を知り，対応することが求められる．そして，患者や家族が教育継続の不安を抱え込まないよう，医療者側から問題はないか問うていく姿勢が重要である．

4．就労支援

就労はAYA世代発症がん経験者のアンメットニーズの1つとされており[18]，アンケート結果[4]では，学生を除いた治療中のAYA世代がん患者の50.8％が勤務しており，58.3％が「治療しながら働きたい」と回答．一方で28.2％が「働きたいが，働くことができない」と回答しており，休職や退職をせざるを得ない実態がある．2012年のがん患者の実態調査では，20〜64歳の就労可能年齢のがん罹患数は約26万人と，がん患者の3人に1人は就労可能年齢でがんに罹患している[19]．今後は，がんサバイバーの就労支援の社会的意義はさらに大きくなる．

リハビリテーションとしては，がんや治療による身体機能への影響が最小限となるように努め，PSを維持改善すること．また，職場復帰のための心身機能や高次脳機能的側面の評価，通勤時間や体力，職場での役割や配置転換など工程分析が必要である．がん相談支援センターのMSW（医療ソーシャルワーカー）や社会保険労務士，産業医などと連携し，様々な制度や社会資源を活用した段階的な社会復帰をサポートすることが重要である．

おわりに

AYA世代がんの希少性からも，がんゲノム医療をはじめとする新たながん医療のサポートを含め，個別の医療機関で患者，家族へのきめ細やかな支援をしていくには限界があり，施設や診療科，職種を超えて，地域でAYA世代がん患者に関する知識や経験，知恵を共有・蓄積，相互補完しながら患者・家族を支援する必要がある．

文　献

1) 国立がん研究センターがん情報サービス：がん統計小児・AYA世代のがん罹患. 2018.〔https://ganjoho.jp/reg_stat/statistics/stat/child_aya.html〕(2020年1月28日参照)
2) Matsuda A, et al：Cancer incidence and incidence rates in Japan in 2008：a study of25 population-based cancer registries for the Monitoring of cancer incidence in Japan(MCIJ)Project. *Jpn J Clin Oncol*, **44**(4)：388-396 2014.
3) 総合的な思春期・若年成人世代のがん対策のあり方に関する研究班(編)：医療者が知っておきたいAYA世代サポートガイド，第1版，金原出版 2018.
4) 厚生労働省 厚生労働科学研究費補助金がん対策推進総合研究事業「総合的な思春期・若年成人(AYA)世代のがん対策のあり方に関する研究」(研究代表者：堀部敬三，研究分担者：小原明)：平成28年度総括・分担研究報告書. 2017.
5) Katanoda K, et al：Childhood, adolescent and young adult cancer incidence in Japan in 2009-2011. *Jpn J Clin Oncol*, **47**(8)：762-771, 2017.
6) Bleyer A：Young adult Oncology：the patients and their survival challenges. *CA Cancer J Clin*, **57**：242-255, 2007.
7) Keegan TH, et al：Comparison of cancer survival trends in the United States of adolescent and young adults with those in children and older adlts. *Cancer*, **122**(7)：1009-1016, 2016.
8) Ito Y, et al：Long-team survival and conditional survival of cancer patients in Japan using population-based cancer registry data. *Cancer Sci*, **105**：1480-1486, 2014.
9) 丸　光恵：思春期若年成人期の看護. がん看護,

21：683-686，2016.

10）岩本　彩ほか：薬剤師としてできる AYA 世代がん患者のサポート．調剤と情報，**23**：1632-1634，2017.

11）窪　優子：小児・AYA 世代のがんにおける作業療法と今後の展望．作療ジャーナル，**52**：317-323，2018.

12）日本リハビリテーション医学会（編）：がんのリハビリテーション診療ガイドライン，第 2 版，金原出版，2019.

13）Götte M, et al：Comparison of self-reported physical activity in children and adolescents before and during cancer treatment. *Pediatr Blood Cancer*, **61**：1023-1028, 2014.

14）Stubblefield MD, O'Dell MW（原著）盛谷明美（訳），高倉保幸（監修）：がんのリハビリテーション―原則と実践　完全ガイド―，ガイアブックス，2018.

15）Gupta AA, et al：Reimagining care for adoles-cent and young adult cancer programs：moving with the times. *Cancer*, **122**：1038-1046, 2016.

16）Wurz AJ, et al：Promoting physical activity in adolescent cancer suyvivors. *Univ Ottawa J Med*, **5**：1-4, 2015.

17）広島大学病院：当院の院内がん登録データからみる AYA 世代がんの診療実績．〔https://www.hiroshima-u.ac.jp/system/files/130447/AYA_jisseki_2013-2017.pdf〕

18）Wong AWK, et al：Patterns unmet needs in adolescent and young adult（AYA）cancer survivors：in their own words. *J Cancer Surviv*, **11**（6）：751-764, 2017.

19）厚生労働省　健康局がん・疾病対策課：がん患者のおかれている状況と就労支援の現状について．平成 28（2016）年 12 月 8 日．〔https://ganjoho.jp/data/med_pro/liaison_council/bukai/data/shiryo8/20161208_03-2_1.pdf〕（2020 年 01 月 31 日参照）

MB Med Reha **No.247**：**78-85**, 2020

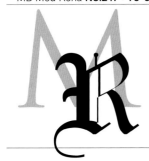

特集／緩和ケアと QOL
　―リハビリテーション医療現場でどうアプローチするか―

今後の課題：在宅療養中のがん患者に対する リハビリテーション診療

大森まいこ*

　Abstract　　近年，在宅でがん治療を継続したり終末期を迎えたりするがん患者数が増加している．そのような患者は，がんやがん治療による機能障害を生じて日常生活に支障をきたすことも多い．「在宅」という実際の生活場面で，日常生活動作（ADL）や QOL に直接アプローチするリハビリテーションは，がん患者や家族にとって生きていく希望や安心となり得るものであり，その需要が増大している．がん患者では，原病の状況によって全身状態や身体機能が短期間で大きく変わる可能性があり，また，がんやがん治療によって生じる特有の症状も多い．そのため，それぞれの患者の状態や希望をしっかりと把握して，QOL を向上できるようなリハビリテーションの目標を立てて，リスク管理やリハビリテーションアプローチを行うことが望ましい．

　患者 QOL 向上のための目標を立て，安全に行うには，様々な情報をチームメンバーと共有し，方針を統一することが必要である．在宅と原発がんの治療を行っている病院間の連携も重要である．

　Key words　　訪問リハビリテーション（visit rehabilitation），進行がん（advanced cancer），末期がん（terminal cancer），がんのリハビリテーションガイドライン（cancer rehabilitation guidelines），リスク管理（risk management），疼痛（pain）

在宅がん患者とリハビリテーション

1．在宅がん患者の QOL

　近年，がん患者罹患率や生存率の上昇，高齢化の進行によってがん生存者が増加している[1]．その中で，入院期間の短縮や外来通院でのがん治療の推進により，自宅での生活を送りながらがん治療を行う患者の数も増加している（**図 1**）[2]~[4]．また，高齢や併存疾患などの理由により，積極的な治療は行わず自宅で生活する患者も多い．終末期を自宅で迎えるがん患者数も増えている．そのような「在宅のがん患者」の QOL を，いかに保つかということが大きな課題となっている．

　在宅がん患者の QOL に大きく関与するのが，がんやがん治療によって生じる疼痛や呼吸苦，倦怠感などの症状，筋力低下や麻痺などの機能障害である．それらの症状や機能障害が存在すると，日常生活を送ることさえ難しくなることもある．

2．在宅がん患者に対するリハビリテーションの役割

　がん患者に対するリハビリテーションは，「余命の長さにかかわらず，患者とその家族の要望（demands）を十分に把握したうえで，その時期におけるできる限り可能な最高の ADL を実現すること」という目的を持ち[5][6]，症状緩和や機能障害，ADL 改善のためのアプローチを行う．そして，一番重要な QOL の維持，向上につなげることを目標とする．様々な背景を持ち，また病状が変化する可能性のあるがん患者に対して，それぞれの状況に応じたリハビリテーションを行っていくこと

* Maiko OMORI, 〒 351-0102 埼玉県和光市諏訪 2-1　独立行政法人国立病院機構埼玉病院リハビリテーション科，医長

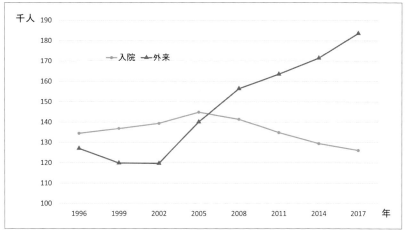

図 1. （調査日における）悪性新生物患者の入院と外来人数の推移
（文献 4 より作成）

表 1. 在宅がんリハビリテーションの利点

・実際の生活場面において，ADL 動作を直接評価し，練習や指導することができる．
・自宅の環境を評価し，環境設定や補助具選択のアドバイスを行うことができる．
・患者が慣れた環境でリラックスしてリハビリテーションに臨むことができる．ゆっ
　くり話しをしたり，本音を聞いたりすることができる．
・家族とのかかわりを密に持つことができる．家族への介護指導などを直接行うこと
　ができる．
・在宅療養生活を支える他職種と連携し，チームアプローチを行うことができる．

は困難なことも多い．しかし，「在宅」という実際
の生活場面における ADL や QOL にアプローチす
るリハビリテーションは，がん患者や家族にとっ
て生きていく希望や安心となり得るものである．

　以下の項では，具体的に在宅でのリハビリテー
ションの対象，利点やアプローチ方法などについ
て述べる．

在宅リハビリテーションの対象，目的，効果

1．在宅がん患者に対するリハビリテーション
　　の対象・利点

　リハビリテーションの対象となる在宅がん患者
は，いわゆる進行がん，末期がんの患者が多く，
がんリハビリテーションの分類では維持的〜緩和
的リハビリテーションが主である．

　「在宅」でのリハビリテーションを，在宅にいる
患者を対象として行うリハビリテーションとすれ
ば，広義では病院や医院での外来リハビリテー
ションや要介護者が受ける通所リハビリテーショ
ンも含まれるが，本稿では主に訪問リハビリテー
ションについて述べる．訪問リハビリテーション

が適応となる患者としては，① 通院・通所が難し
い全身状態・身体機能である場合や，② 生活場面
である自宅で実際にリハビリテーションを行うこ
とが望ましいと判断される場合である．

　「在宅」という実際の生活場面で行うリハビリ
テーションには，多くの利点がある．**表 1** に主な
ものを挙げる．

2．在宅がんリハビリテーションの目的

　在宅におけるがん患者に対するリハビリテー
ションの目的は **図 2** のように考えられる．

　麻痺や骨折などの大きな運動障害がなければ，
亡くなる 2 週間くらい前までは，3/4 程度のがん
患者が移動や排泄，食事などの日常生活動作がで
きると報告されている[7]．自分で身のまわりのこ
とができるということは，がん患者が失いがちな
自己コントロール感や人間としての尊厳を保つた
めに重要である．そのため，可能な時期には，で
きる限り ADL を改善することがリハビリテー
ションの目的となり，それによって，QOL 向上や
心理サポートを得ることができる．ADL 改善が
難しくなった時期には，症状緩和や，最後にやり

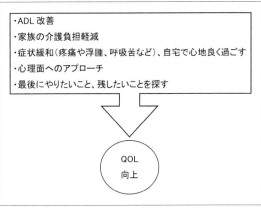

- ADL 改善
- 家族の介護負担軽減
- 症状緩和（疼痛や浮腫、呼吸苦など）、自宅で心地良く過ごす
- 心理面へのアプローチ
- 最後にやりたいこと、残したいことを探す

QOL
向上

図 2. 在宅におけるがん患者のリハビリテーション
　　の目的

たいこと・残したいことなどを探して行い，心理的サポートや QOL 向上を目指す（**図 3**）[8].

3．在宅がんリハビリテーションの効果

2013 年に発行されたがんのリハビリテーションガイドラインでは，「在宅進行がん・末期がん患者に対してリハビリテーションチームアプローチを行うと，行わない場合に比べて，患者・家族の QOL が向上するか？」というクエスチョンに対して，「進行がん患者に対する医療ソーシャルワーカー，理学療法士，臨床心理士などによる多専門職の治療セッションは，QOL を改善するので，行

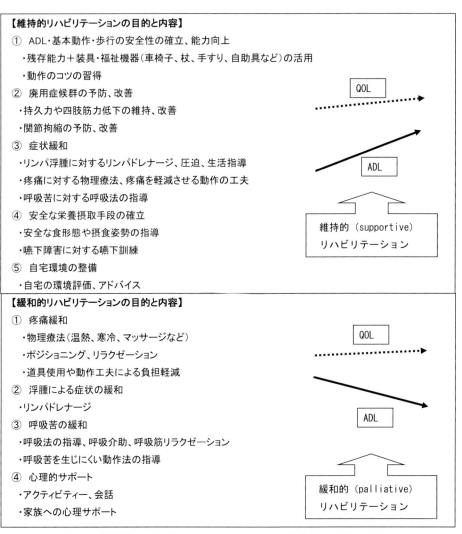

【維持的リハビリテーションの目的と内容】
① ADL・基本動作・歩行の安全性の確立、能力向上
　・残存能力＋装具・福祉機器（車椅子、杖、手すり、自助具など）の活用
　・動作のコツの習得
② 廃用症候群の予防、改善
　・持久力や四肢筋力低下の維持、改善
　・関節拘縮の予防、改善
③ 症状緩和
　・リンパ浮腫に対するリンパドレナージ、圧迫、生活指導
　・疼痛に対する物理療法、疼痛を軽減させる動作の工夫
　・呼吸苦に対する呼吸法の指導
④ 安全な栄養摂取手段の確立
　・安全な食形態や摂食姿勢の指導
　・嚥下障害に対する嚥下訓練
⑤ 自宅環境の整備
　・自宅の環境評価、アドバイス

QOL
ADL
維持的（supportive）
リハビリテーション

【緩和的リハビリテーションの目的と内容】
① 疼痛緩和
　・物理療法（温熱、寒冷、マッサージなど）
　・ポジショニング、リラクゼーション
　・道具使用や動作工夫による負担軽減
② 浮腫による症状の緩和
　・リンパドレナージ
③ 呼吸苦の緩和
　・呼吸法の指導、呼吸介助、呼吸筋リラクゼーション
　・呼吸苦を生じにくい動作法の指導
④ 心理的サポート
　・アクティビティー、会話
　・家族への心理サポート

QOL
ADL
緩和的（palliative）
リハビリテーション

図 3. 維持的・緩和的リハビリテーションの具体的な目的と内容
（文献 8 より一部改変）

部位	避ける動き
脊椎	捻転する動き、過度の前屈・後屈
下肢	下肢への荷重、病巣部に捻転が生じる動作
骨盤	下肢への荷重（荷重面の転移）
上肢	重いものを持つ、上肢への荷重、病巣部に捻転が生じる動作

大きく急な動きはできるだけ避けて、細かくゆっくり動くようにするのが良い

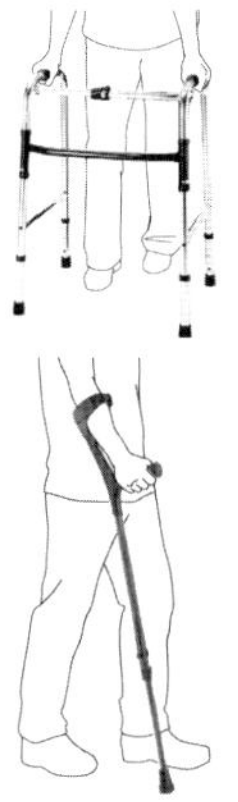

図 4. 骨転移において避けるべき動作

（文献 11 より一部改変）

うよう勧められる（推奨グレード B）」と示されている[9]. また，呼吸困難や疼痛，倦怠感などに対するリハビリテーションも勧められている.

2019 年にガイドラインの第 2 版が発行され，そこではクエスチョンから「在宅」という言葉が外され，進行がん・末期がん患者という大きなくくりとなった. そして，運動療法や包括的アプローチ，マッサージや経皮的電気刺激（TENS）などについて，報告があまり多くないために弱い推奨とはなっているものの，害よりも益をもたらす可能性が高いとして行うことを勧める内容となっている[10].

在宅でのリハビリテーションの実際

1．リハビリテーション施行時のリスク管理・注意点

がん患者では，がんやがん治療による特有の問題や短期間での状態悪化があるために注意する. 特に訪問リハビリテーション時は，何かあったときの対応を療法士が 1 人で行わなくてはならない場合が多いので，あらかじめリスク評価・管理をしっかり行っておく必要がある.

以下に，リスク管理を行うポイントについてまとめる.

1）骨転移

在宅リハビリテーションでは，病状や治療内容などの情報が足りなかったり，定期的な画像評価が困難であったりするので，臨床症状や原発がんの種類，これまでの経過などからリスクを評価する. 骨転移の存在が疑われる，疼痛が強い，骨折のリスクが高いと考えられる場合などには，原発がん治療医と連携を取り，評価や治療を行う. リハビリテーションを行う際には，まず痛みをできるだけ生じないような動作方法や負荷法を検討することが重要となる（図 4）[11].

2）治療による副作用

在宅でリハビリテーションを行う際には，現在治療中の患者だけではなく，治療が終了した後の患者でも副作用を生じる可能性があることを認識しておく必要がある.

リハビリテーションを行う際に注意すべき副作用として，骨髄抑制や末梢神経障害などがある. 骨髄抑制については好中球減少を生じた際には感染のリスクが高くなるので感染対策を行う必要がある. 血小板減少の際には出血のリスクが高まるため，転倒や高負荷の運動を防ぐ. 赤血球減少による貧血では疲労の増強などに注意する.

3）心機能障害，腹水・胸水

臥床に伴う心肺系・筋骨格系の廃用，ヘモグロビン値の低下，多量の水分負荷，抗がん剤の心毒性に伴う心機能の低下や心不全を起こすことがある. また，がん性胸膜炎や腹膜炎，心不全や肝不全，腎不全，血漿タンパクの減少などによって胸水や腹水の貯留を生じることもある. 自覚症状やバイタルサイン（特にSpO_2），体重増加，尿量などに注意しながらリハビリテーションを行い，悪化

表 2. 在宅でできるがん性疼痛に対するリハビリテーションの例

物理療法	マッサージ	看護師によるフットマッサージは有用性が報告されている[12].
		あまり刺激の強くない軽擦法(表皮の上を手指の掌側でゆっくりとさする)は，どこでも，誰でも行うことのできる簡便な方法として推奨できる.
		禁忌：局所の炎症，出血傾向など. 局所の悪性腫瘍も禁忌である.
	温熱・寒冷療法	市販や手作りのホットパックを用いて温熱療法を施行する. 組織傷害直後の炎症反応や浮腫，焼け付くような末梢の痛みで，温熱を使用しにくいときにアイスパックを用いた寒冷療法を行う. 効果的である. 熱傷や凍傷を起こさないように，タオルを巻いて行う.
		禁忌：意識障害，感覚障害，末梢循環障害，急性炎症，出血傾向，放射線療法などで障害のある皮膚.
	経皮的電気神経刺激(TENS)	皮膚に貼付した電極によって，経皮的に神経に電気刺激を与え，痛みを軽減させる. 家庭用の小型電気刺激機器は入手可能である. 値段によって刺激頻度や刺激強度などの機能が異なる.
		禁忌：頚動脈の上への貼付，心臓ペースメーカー植え込み患者や妊婦への使用は禁忌である.
運動療法	ポジショニングと関節可動域(ROM)訓練	長期の安静臥床や不動により関節拘縮を生じると疼痛の原因となるため，ポジショニングや ROM 訓練は有用である.
		拘縮予防のためには，各関節を全 ROM にわたって行う運動を1日2回，各運動を3回繰り返すことが推奨される. ベッド上ではクッションや枕を用い良肢位を保つようにする.
		禁忌：急性痛がある間は抵抗運動を避ける. 特に骨転移近傍の関節に対しては施行時に注意が必要である.

表 3. がん性疼痛に対する動作やセルフケア指導例

	目 的	具体例
起居動作	疼痛の原因と部位を考慮し，疼痛を避けるような起居動作の指導	・長管骨や骨盤の骨腫瘍の場合，患側下肢の荷重を避けるような移乗動作の指導 ・脊椎転移のある場合，ベッドからの起き上がり時に，過度の体幹前屈や捻転を避けるような動作の指導
道具・自助具	患者の歩行能力や ADL 自立，社会活動への参加を保つために，疼痛を軽減させる道具や自助具の使用	・疼痛・骨折下肢への荷重を軽減するための杖や歩行器の使用 ・長距離歩行時の疼痛に対して，外出時の車椅子使用 ・体幹前屈時に痛みが生じる場合のストッキングエイド使用
環境設定	ADL 動作時の疼痛軽減のための環境設定	・歩行時の疼痛軽減のための手すり設置 ・立ち上がり時の疼痛軽減のための手すりや高い座面

(文献 15 より)

があるようであれば，かかりつけ医や訪問看護師に相談する.

2. 症状に対するアプローチ

在宅で問題となる症状に対するリハビリテーションアプローチについて以下に述べる.

1）疼 痛

がん患者の70％は，治療が必要な疼痛を有するといわれている[12]. 疼痛治療において，リハビリテーション(物理療法，運動療法)は非薬物療法に分類されるが，薬物の代替として用いるものではなく，必要十分な薬物での鎮痛が行われていることが基本となる. そのうえでリハビリテーションを併用することによって薬物効果の増強や薬物量の減少が可能となる場合がある[13)14). 在宅で行う

ことのできる疼痛に対するリハビリテーションを**表2，3**[15]にまとめる.

2）悪液質と廃用症候群

がんによる悪液質(cachexia)は，食欲不振と進行性の異化亢進に伴う全身機能低下である. 蛋白質分解が過度に亢進するため，筋肉量が減少し筋力や筋持久力が低下する. 悪液質の状態に，安静臥床による廃用症候群を生じると悪循環に陥る. まずは，できるだけ臥床の時間を減らすことを目標とし，座位時間の延長や自宅内や自宅周囲での歩行など，活動性を向上させる. がん患者は筋疲労を生じやすいため，筋力，耐久性向上を行う際には負荷量の調整に注意する.

3）呼吸困難

末期がん患者の約半数に生じるといわれる頻度の高い症状であり，酸素投与，薬物投与が行われる．これらと並行して呼吸リハビリテーションを行う．呼吸介助や呼吸法の指導，呼吸が楽になるような体位や姿勢の指導など，がん患者に対する呼吸リハビリテーションは，一般的な慢性呼吸不全などの呼吸困難に対してのアプローチと同様である．しかし，がん患者では疼痛など他症状の合併や，短期間での呼吸状態の悪化などがあるため注意する．

4）摂食嚥下障害

終末期患者の12〜23%に嚥下困難が認められるといわれている．嚥下困難の原因に対して積極的な嚥下訓練を行うことは難しい場合が多いので，対症療法を行う．患者の機能や状態に応じた食形態や食事姿勢，一口量や嚥下法の指導といった対応を行う．嚥下障害は誤嚥性肺炎につながり，全身状態の悪化を早めるリスクもあるため，患者・家族の要望を十分に把握したうえで，かかりつけ医，リハビリテーション科医，言語聴覚士（ST），看護師，栄養士，歯科医，歯科衛生士などの多職種チームで方策を検討することも重要である．

5）浮　腫

がん患者にみられる浮腫としては，子宮がんや乳がんの術後に生じるリンパ浮腫や終末期に生じる浮腫がある．

a）リンパ浮腫

リンパ浮腫の治療としては，① スキンケア，② 用手的リンパドレナージ，③ 圧迫療法（多層包帯法・弾性着衣），④ 運動療法の4項目からなる「複合的理学療法（complex decon, gestive physical therapy：CDP）」に日常生活指導を加えた「複合的治療」が標準的治療である[16)17)]．

b）終末期に生じる浮腫

適切な圧迫治療を四肢に行うことによって，局所の浮腫の軽減や柔らかさを得ることができる．圧迫療法としては，多層包帯法が基本となるが，強い圧迫が難しい場合には管状サポート包帯（例：テリーネットやtg® グリップ，tg® ソフト）も有用である．進行がん・末期がん患者は，皮膚が脆弱であったり，また末梢を圧迫することで近位部が腫脹してしまったりするので，全身の状況を確認しながら治療を行う[18)]．軽いマッサージも，自覚症状改善に効果的なこともある．

在宅でのリハビリテーションを進めるために〜保険適用，多職種連携

1．訪問リハビリテーションの保険適用

訪問リハビリテーションは，介護保険・医療保険のいずれかによって行われる．がんは特定疾病に指定されているため，65歳未満（40歳以上）の患者でも，「がん」の病名で介護保険を申請することができる．以前は「末期がん」の病名が必要であったが，「末期」という言葉が使用しづらいという意見があり，「末期」という言葉がなくても申請が可能となった（2019年2月厚生労働省より通達）．

一方，40歳未満の患者など介護保険が使用できない場合には医療保険を用いる．その際には，病・医院からの訪問リハビリテーション（在宅患者訪問リハビリテーション指導管理料）あるいは訪問看護ステーションからの訪問看護基本療養費となる．またがん末期においては，訪問看護ステーションからの訪問リハビリテーションを医療保険で利用することができる．また，保険以外でも「障害者総合支援法」による訪問リハビリテーション（自立訓練）が適用になる場合もある．

2．多職種連携

リスク管理を行いながら効果的なリハビリテーションを行うために，それぞれの症例において原病や治療についての詳細な知識を持ち，またその変化に臨機応変に対応していくことが求められる．精神心理面への対応も必要である．それにはかかわるチームメンバーの連携が重要な鍵となる．常に病状が変わる可能性のあるがん患者のリハビリテーションにおいて，チーム内で情報交換を行う重要性は高い．

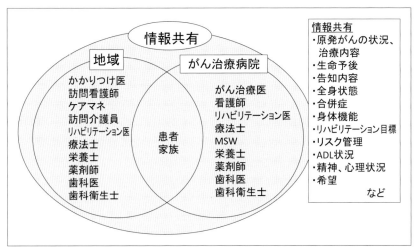

図 5. 在宅リハビリテーションにおける連携, 情報共有

在宅患者の場合, 在宅チームメンバーとがん治療を行っている(行った)病院でのチームメンバーは, 異なることが多いので, その間の連携, 情報共有も必要である(図5).

リハビリテーション従事者は, リハビリテーションの目標決定や実際の施行にあたり, どのような情報が必要なのか, またどのようにチームメンバーにフィードバックしていくのかを考え, 働きかけることも必要である.

3. 今後の課題

今後, 在宅でのがんリハビリテーションの重要性はさらに増していくと予想される. それに向けて以下のことに積極的に取り組んでいく必要がある.

地域におけるがんリハビリテーションの必要性・重要性の周知:「がん患者にリハビリテーションを行う」ということ, リハビリテーションの内容, 適応となる患者などについて, 患者・家族, 医療・福祉スタッフなどが知識を持つこと.

地域内での連携, チームアプローチの充実: かかりつけ医, 訪問看護師, ケアマネジャー, 訪問介護職などとリハビリテーションスタッフが, 情報やリハビリテーションの目的を共有すること.

がん治療を行っている病院と在宅との連携: 病状や治療内容などについて, リハビリテーションの目的やリスク管理設定に必要な情報を病院

から得ること, また在宅で行っているリハビリテーションの内容を提供すること.

リハビリテーションスタッフへのがんリハビリテーション教育: 在宅リハビリテーションを行っているリハビリテーションスタッフが, がんやがん治療, がん患者へのリハビリテーションについて知識を持つこと.

在宅医療にかかわる者として, がんリハビリテーションの重要性を広め, ひとりでも多くの患者が, 必要で適切なリハビリテーションを受けることができる環境や体制を作ることが求められている.

これらによって, 自宅で生活するがん患者や家族の QOL を向上させる「在宅リハビリテーション」の発展につながるであろう.

文 献

1) 厚生労働省：がん対策情報.〔http://www.mhlw.go.jp/stf/seisakunitsuite/bunya/kenkou_iryou/kenkou/gan/index.html〕
2) 厚生労働省：中央社会保険医療協議会資料 がん対策について. H23.10.26.〔https://www.mhlw.go.jp/stf/shingi/2r9852000001sp25-att/2r9852000001spdf.pdf〕
3) 国立がん研究センター中央病院：通院治療センター.〔https://www.ncc.go.jp/jp/ncch/division/outpatient_treatment_center/index.html〕
4) 厚生労働省：患者調査.〔https://www.mhlw.go.

jp/toukei/list/10-20.html〕

5) Santiago-Palma J, Payne R：Palliative care and rehabilitation. *Cancer*, **92**(Suppl 4)：1049-1052, 2001.

6) Tunkel RS, Lanchemann EA：Rehabilitative medicine. Berger AM, et al(eds)：Principles and Practice of Palliative Care and Supportive Oncology, 2nd ed. pp. 968-979, Lippincott Williams & Wilkins, 2002.

7) 松岡洋人, 恒藤　暁：末期がん患者の臨床経過. 外科治療, **96**(5)：885-890, 2007.

8) 辻　哲也(編・著)：緩和ケアにおけるリハビリテーション. 実践！がんのリハビリテーション, p. 159, メジカルフレンド社, 2007.

9) 日本リハビリテーション医学会がんのリハビリテーション策定委員会：がんのリハビリテーションガイドライン. 金原出版, 2013.

10) 日本リハビリテーション医学会がんのリハビリテーション診療ガイドライン改訂委員会：がんのリハビリテーションガイドライン, 第2版, 金原出版, 2019.

11) 大森まいこ(松本真以子)ほか(編)：骨転移の診療とリハビリテーション, 医歯薬出版, 2014.

12) Portenoy RK：Cancer pain pathophysiology and syndromes. *Lancet*, **339**：1026-1031, 1992.

13) Management of Cancer Pain Guideline Panel：Nonpharmacologic management：Physical and Psychological Modalities：Management of cancer pain. Rockville, MD：U. S. Dept. of Health and Human Services, Public Health Service, Agency for Health Care Policy and Research, 1994.

14) 松本真以子：がん性疼痛に対するリハビリテーション. 辻　哲也(編), がんのリハビリテーションマニュアル, pp. 267-274, 医学書院, 2011.

15) 辻　哲也：がんのリハビリテーションの概要. 厚生労働省委託事業がんのリハビリテーション研修会資料, 2011.

16) 財団法人ライフ・プランニングセンター：がんのリハビリテーション実践セミナー.〔http://www.lpc.or.jp/reha/greet04.html〕

17) 辻　哲也：最前線のリンパ浮腫ケア　厚生労働省委託事業　リンパ浮腫研修の取り組み. 臨床看護, **36**(7)：918-923, 2011.

18) 辻　哲也(編著)：進行がん・末期がん患者におけるリハビリテーションの概要. がんのリハビリテーションマニュアル, pp. 254-266, 医学書院, 2011.

リハ栄養フォーラム 2020

＜福岡＞
日　時：4月18日(土)12：30〜16：30
場　所：JR博多シティ9階 JR九州ホール
定　員：600名
募集開始：1月17日(金)
＜盛岡＞
日　時：4月26日(日)12：30〜16：30
場　所：いわて県民情報交流センター アイーナ 会議室
　　　　804
定　員：280名
募集開始：1月24日(金)
＜岡山＞
日　時：5月10日(日)12：30〜16：30
場　所：岡山コンベンションセンター イベントホール
定　員：360名
募集開始：2月10日(月)
＜東京＞
日　時：5月24日(日)10：00〜16：30
場　所：よみうりホール
定　員：1,000名
募集開始：2月10日(月)
＜大阪＞
日　時：6月21日(日)12：30〜16：30
場　所：新大阪丸ビル別館 会議室10階
定　員：360名
募集開始：3月19日(木)
＜名古屋＞
日　時：7月4日(土)12：30〜16：30
場　所：東建ホール・丸の内
定　員：360名
募集開始：4月3日(金)
＜郡山＞
日　時：7月12日(日)12：30〜16：30
場　所：郡山商工会議所6階中ホールA
定　員：150名
募集開始：4月10日(金)

受講料
・福岡，盛岡，岡山，大阪，名古屋，郡山 各会場3,000
　円(税込)
・東京会場　4,000円(税込)
お申込み：下記Webサイトよりお申し込みください。
URL：https://www.e-toroku.jp/rihaeiyo2020/

第31回日本末梢神経学会学術集会

会　期：2020年9月11日(金)，12日(土)
会　場：ホテルスプリングス幕張
　　　　〒261-0021 千葉県千葉市美浜区ひび野1-11
　　　　TEL：043-296-3111
会　長：桑原　聡(千葉大学大学院医学研究院 脳神経内
　　　　科学)
テーマ：煌めく末梢神経学の未来をめざして
演題募集期間：2020年2月6日〜4月9日(延長いたし
　　　　ません)
特別講演：Peter C Amadio(Mayo Clinic)「Entrapment
　　　　Neuropathy」
特別講演：Ivo van Schaik(University of Amsterdam)
　　　　「CIDP」
　　　　　　　　　　　以上，演題名は仮題です．
教育講演：Common disease としての末梢神経疾患，超
　　　　音波による末梢神経の微細形態学，iPS細胞を
　　　　用いた神経疾患病態解明と創薬
特別企画：末梢神経学会の31年
シンポジウム：末梢神経再生と機能再建，炎症性末梢神
　　　　経疾患のトピックス，末梢神経疾患と脊椎・脊
　　　　髄疾患の接点，手根管症候群の病態を多面的に
　　　　考える

　厚生労働省セッション，産業医学講座，学会賞候補
セッション，メディカルスタッフ・レジデント実技セ
ミナー，エコー実技セミナー

　日本整形外科学会，日本神経学会，日本リハビリテー
ション医学会，日本手外科学会，日本形成外科学会，
日本臨床神経生理学会，産業医の専門医認定更新単位
申請を予定しております．

詳細はHPにおいてお知らせいたします：http://jpns31.
umin.jp/index.html

第31回日本末梢神経学会学術集会運営事務局：
　株式会社サンプラネット メディカルコンベンション
　事業部
　〒112-0012　東京都文京区大塚3-5-10
　　　　　　　住友成泉小石川ビル6階
　TEL：03-5940-2614　FAX：03-3942-6396
　E-mail：jpns31@sunpla-mcv.com

FAX 専用注文書

ご購入される書籍・雑誌名に〇印と冊数をご記入ください

5,000 円以上代金引換

〇	書　籍　名	定価	冊数
	足関節ねんざ症候群―足くびのねんざを正しく理解する書― 新刊	¥5,500	
	読めばわかる！臨床不眠治療―睡眠専門医が伝授する不眠の知識―	¥3,300	
	骨折治療基本手技アトラス―押さえておきたい10のプロジェクト―	¥16,500	
	グラフィック リンパ浮腫診断―医療・看護の現場で役立つケーススタディー	¥7,480	
	足育学　外来でみるフットケア・フットヘルスウェア	¥7,700	
	四季を楽しむビジュアル嚥下食レシピ	¥3,960	
	病院と在宅をつなぐ 脳神経内科の摂食嚥下障害―病態理解と専門職の視点―	¥4,950	
	ここからスタート！睡眠医療を知る―睡眠認定医の考え方―	¥4,950	
	髄内釘による骨接合術―全テクニック公開, 初心者からエキスパートまで―	¥11,000	
	カラーアトラス　爪の診療実践ガイド	¥7,920	
	睡眠からみた認知症診療ハンドブック―早期診断と多角的治療アプローチ―	¥3,850	
	肘実践講座　よくわかる野球肘　肘の内側部障害―病態と対応―	¥9,350	
	医療・看護・介護で役立つ嚥下治療エッセンスノート	¥3,630	
	こどものスポーツ外来―親もナットク！このケア・この説明―	¥7,040	
	野球ヒジ診療ハンドブック―肘の診断から治療, 検診まで―	¥3,960	
	見逃さない！骨・軟部腫瘍外科画像アトラス	¥6,600	
	パフォーマンスUP！　運動連鎖から考える投球障害	¥4,290	
	医療・看護・介護のための睡眠検定ハンドブック	¥3,300	
	肘実践講座 よくわかる野球肘　離断性骨軟骨炎	¥8,250	
	これでわかる！スポーツ損傷超音波診断 肩・肘＋α	¥5,060	
	達人が教える外傷骨折治療	¥8,800	
	ここが聞きたい！スポーツ診療Q＆A	¥6,050	
	見開きナットク！フットケア実践Q＆A	¥6,050	
	高次脳機能を鍛える	¥3,080	
	最新　義肢装具ハンドブック	¥7,700	
	訪問で行う 摂食・嚥下リハビリテーションのチームアプローチ	¥4,180	

バックナンバー申込（※ 特集タイトルはバックナンバー 一覧をご参照ください）

❀メディカルリハビリテーション(No)

No＿＿＿＿　　No＿＿＿＿　　No＿＿＿＿　　No＿＿＿＿　　No＿＿＿＿

No＿＿＿＿　　No＿＿＿＿　　No＿＿＿＿　　No＿＿＿＿　　No＿＿＿＿

❀オルソペディクス(Vol/No)

Vol/No＿＿＿　　Vol/No＿＿＿　　Vol/No＿＿＿　　Vol/No＿＿＿　　Vol/No＿＿＿

年間定期購読申込

❀メディカルリハビリテーション	No.	から

❀オルソペディクス	Vol.	No.	から

TEL：　　（　　　）　　　　　　FAX：　　（　　　）

ご住所　〒

フリガナ

お名前　　　　　　　　　　　　　　　　　　要捺印　　診療科目

FAX 03-5689-8030 全日本病院出版会行

年　　月　　日

住 所 変 更 届 け

お 名 前	フリガナ	
お客様番号		毎回お送りしています封筒のお名前の右上に印字されております8ケタの番号をご記入下さい。
新お届け先	〒　　　　　　都 道 　　　　　　　府 県	
新電話番号	（　　　　　　　）	
変更日付	年　　月　　日より	月号より
旧お届け先	〒	

※ 年間購読を注文されております雑誌・書籍名に✓を付けて下さい。

☐ Monthly Book Orthopaedics （月刊誌）

☐ Monthly Book Derma. （月刊誌）

☐ 整形外科最小侵襲手術ジャーナル （季刊誌）

☐ Monthly Book Medical Rehabilitation （月刊誌）

☐ Monthly Book ENTONI （月刊誌）

☐ PEPARS （月刊誌）

☐ Monthly Book OCULISTA （月刊誌）

FAX 03-5689-8030

全日本病院出版会行

2020年　年間購読のご案内

年間購読料　40,150円（消費税込）

年間13冊発行

（通常号11冊・増大号1冊・増刊号1冊）

送料無料でお届けいたします！

各号の詳細は弊社ホームページでご覧いただけます.
☞www.zenniti.com/

※各号定価(本体価格2,500円＋税)(増刊・増大号を除く)

次号予告

パーキンソニズムの
リハビリテーション診療

No. 248（2020 年 5 月号）

編集／関西労災病院　　　　　　野﨑園子

編集主幹：宮野佐年　医療法人財団健貢会総合東京病院
　　　　　　　　　　リハビリテーション科センター長
　　　　　水間正澄　医療法人社団輝生会理事長
　　　　　　　　　　昭和大学名誉教授

No.247　編集企画：
宮田知恵子　東京医療センター医長

Monthly Book Medical Rehabilitation　No.247

2020 年 4 月 15 日発行　（毎月 1 回 15 日発行）
定価は表紙に表示してあります．
Printed in Japan

発行者　末　定　広　光
発行所　株式会社　全日本病院出版会
〒 113-0033 東京都文京区本郷 3 丁目 16 番 4 号 7 階
　電話（03）5689-5989　Fax（03）5689-8030
　郵便振替口座 00160-9-58753

印刷・製本　三報社印刷株式会社　　電話（03）3637-0005
広告取扱店　㈱日本医学広告社　　　電話（03）5226-2791

© ZEN・NIHONBYOIN・SHUPPANKAI, 2020